いのちの鼓動《こどう》が聞《き》こえる

心臓《しんぞう》を移植《いしょく》した少女《しょうじょ》の物語《ものがたり》

池田《いけだ》まき子《こ》／作《さく》

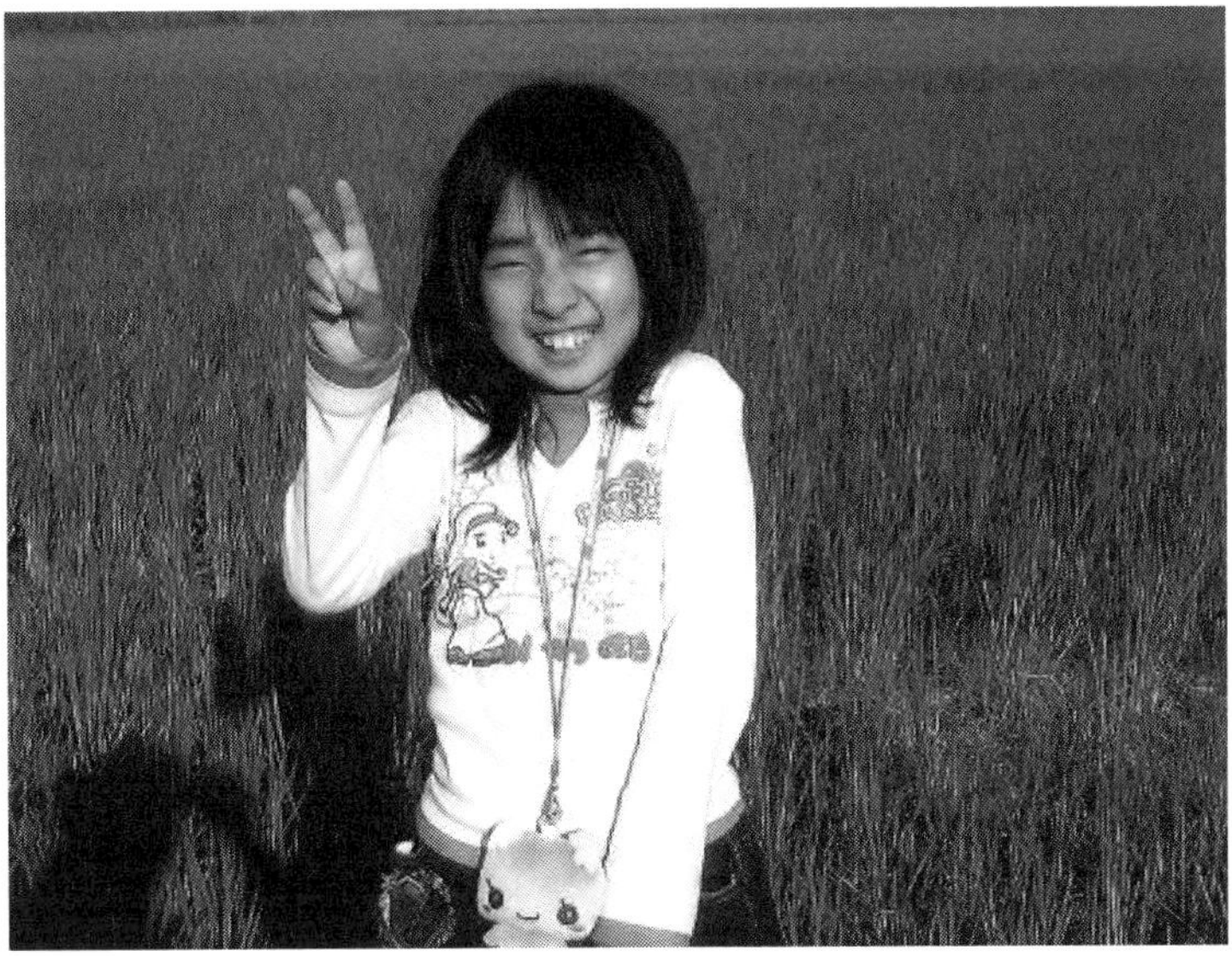

ハート出版

はじめに

井辺美摘《いべみつみ》ちゃんは、小学一年生《しょうがくいちねんせい》の夏休《なつやす》みに、重《おも》い心臓病《しんぞうびょう》にかかり、補助人工心臓《ほじょじんこうしんぞう》をつけなければなりませんでした。

つらく、苦《くる》しい入院生活《にゅういんせいかつ》を送《おく》っていましたが、ドイツで心臓移植手術《しんぞういしょくしゅじゅつ》を受《う》け、学校《がっこう》に通《かよ》えるほど元気《げんき》になりました。

この物語《ものがたり》は、美摘《みつみ》ちゃんの「いのち」とのたたかいをまとめたものです。

美摘《みつみ》ちゃんの、がんばって生《い》きる姿《すがた》から、たくさんのメッセージを受《う》けとめてもらえたらと思《おも》います。

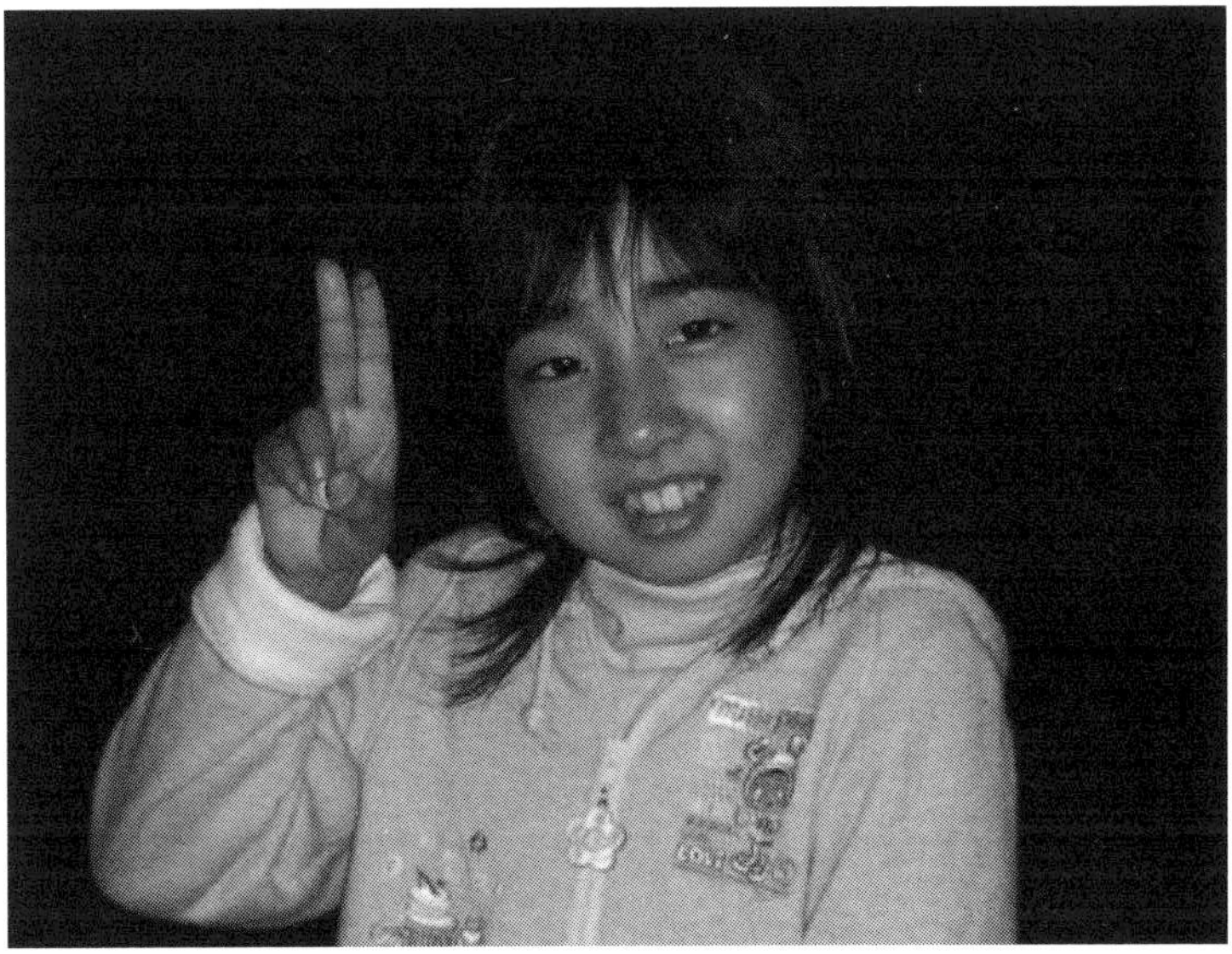

こんにちは。井辺美摘《いべみつみ》です。
六月二十六日《ろくがつにじゅうろくにち》で、九才《きゅうさい》になりました。
たくさんのみなさんのおかげで、
ぶじに手術《しゅじゅつ》を受《う》けることができました。
本当《ほんとう》にありがとうございました。

ドイツで移植手術《いしょくしゅじゅつ》をしてから、
ちょうど一年《いちねん》がすぎました。
お薬《くすり》を飲《の》むのは大変《たいへん》ですが、
ずいぶん、なれてきました。
今《いま》はとても元気《げんき》にしています。

今《いま》、わたしと同《おな》じような病気《びょうき》で入院《にゅういん》している人《ひと》たちも、
ぜったいに負《ま》けないで下《くだ》さい。
苦《くる》しくて、いたくて、とても悲《かな》しかったけど、
がまんしてがんばれば、
きっと、神様《かみさま》がお手伝《てつだ》いしてくれます。
負《ま》けないで下《くだ》さい。
美摘《みつみ》も、負《ま》けずにがんばっていきます。

（「みつみちゃんを救《すく》う会《かい》」ホームページより）

もくじ

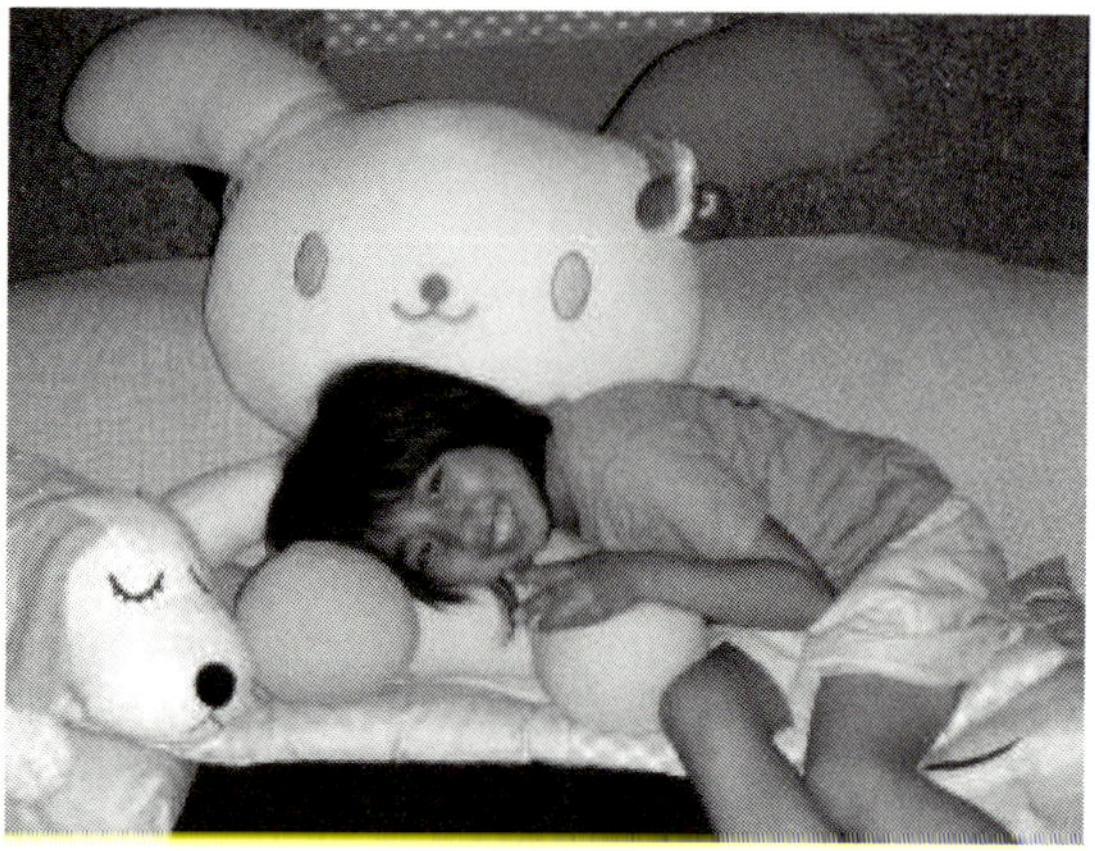

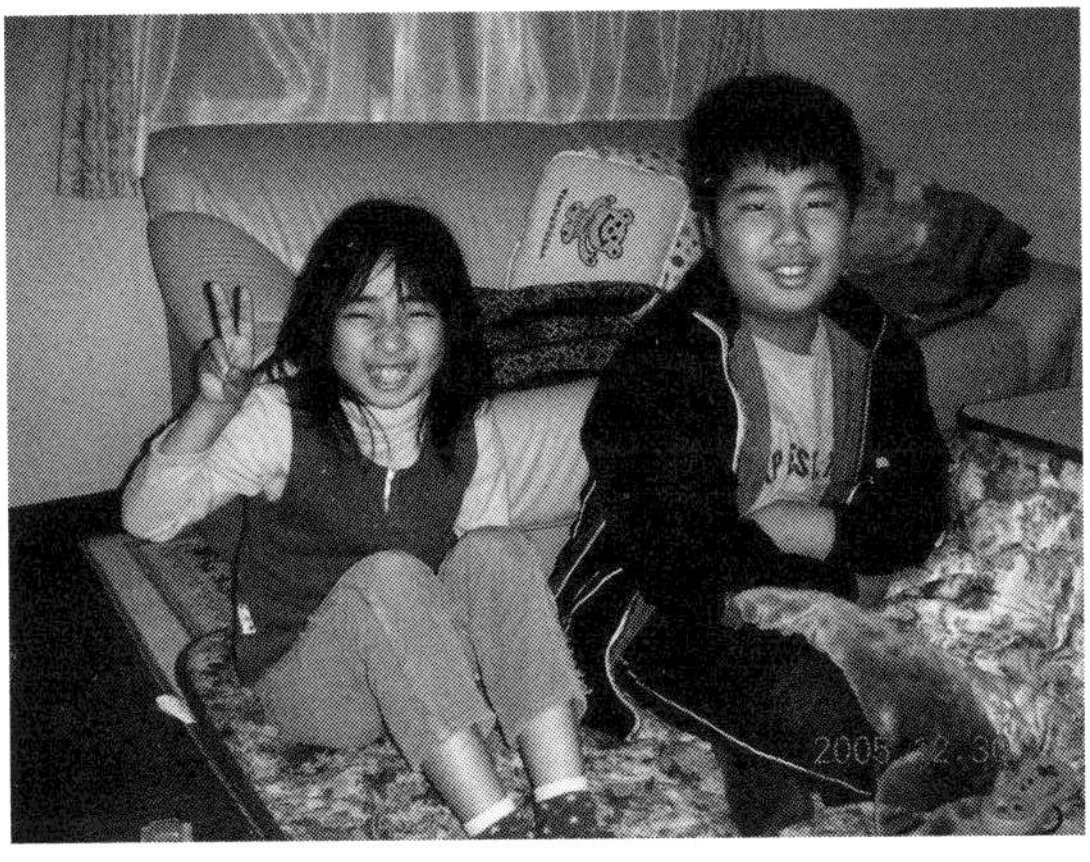

初《はじ》めての入院《にゅういん》

和歌山県岩出市《わかやまけんいわでし》は、田園風景《でんえんふうけい》が広《ひろ》がる、人口《じんこう》およそ五万人《ごまんにん》の静《しず》かな街《まち》。

和歌山県《わかやまけん》の北部《ほくぶ》、ほぼ大阪府《おおさかふ》との県境《けんざかい》に位置《いち》し、市内《しない》を紀ノ川《きのかわ》が流《なが》れています。

二〇〇四年八月《ねんはちがつ》。学校《がっこう》は夏休《なつやす》みで、暑《あつ》い日《ひ》が続《つづ》いていました。

小学一年生《しょうがくいちねんせい》の井辺美摘《いべみつみ》ちゃんは、お兄《にい》ちゃんの一真君《かずまくん》といっしょに、毎日《まいにち》のようにプールに出《で》かけています。

美摘《みつみ》ちゃんは、スイミングスクールに通《かよ》いはじめたばかりで、この夏休《なつやす》みにもっと上手《じょうず》に泳《およ》げるようになりたいとはりきっていました。

八月九日《はちがつここのか》の午後《ごご》。

ギラギラと照《て》りつける太陽《たいよう》がまぶしく、セミの声《こえ》がやかましく聞《き》こえています。

プールからもどった一真君《かずまくん》の大《おお》きな声《こえ》が聞《き》こえました。けれども、美摘《みつみ》ちゃんは
「ただいま～」

暑《あつ》い中《なか》を歩《ある》いて来《き》たせいか、元気《げんき》がありません。顔色《かおいろ》も悪《わる》く、家《いえ》の中《なか》に入《はい》ると、すぐに吐《は》いてしまいました。

「みーちゃん、どうしたん、だいじょうぶ？」

お母《かあ》さんの文子《ふみこ》さんがおでこに手《て》を当《あ》てました。熱《ねつ》はなさそうです。よほど疲《つか》れたのでしょうか。ぐったりして、ソファーに横《よこ》になりました。

夕方《ゆうがた》、仕事《しごと》から帰《かえ》ってきたお父《とう》さんの吉則《よしのり》さんが、美摘《みつみ》ちゃんを近所《きんじょ》のかかりつけのお医者《いしゃ》さんに連《つ》れて行《い》きましたが、「夏《なつ》かぜでしょう。心配《しんぱい》いりませんよ」と言《い》われました。

「みーちゃん、夏休《なつやす》みになってから、ほとんど毎日《まいにち》、プールに通《かよ》ってたもんねー。

ちょっと、がんばりすぎや。しばらく、泳《およ》ぐのはお休《やす》みやで。ええな？」

「うん……」

このとき、美摘《みつみ》ちゃんの病気《びょうき》が重大《じゅうだい》なものだとは、だれも知《し》りませんでした。

最初《さいしょ》に吐《は》いた日《ひ》から二日《ふつか》がすぎました。美摘《みつみ》ちゃんは朝《あさ》からソファーにゴロゴロしているばかり。吐《は》き気《け》があるせいか、食事《しょくじ》も進《すす》みません。

いつもは、向《む》かいに住《す》む父方《ちちかた》のおじいちゃんとおばあちゃん（井辺繁《いべしげる》さん・瑞子《みずこ》さん）の家《いえ》に行《い》き、衣梨奈《えりな》さんと侑未佳《ゆみか》さんという、いとこのお姉《ねえ》ちゃんたちと遊《あそ》ぶのに、この二日間《ふつかかん》は家《いえ》の中《なか》でだるそうにしています。

お母《かあ》さんは何《なに》かほかの病気《びょうき》ではないかと思《おも》い、またお医者《いしゃ》さんに連《つ》れて行《い》きました。そこで検査《けんさ》を受《う》けたところ、心臓《しんぞう》に問題《もんだい》があるかもしれないと言《い》われました。くわしいことを知《し》るには、もっと細《こま》かい検査《けんさ》をしなければならないとのことでした。

（心臓《しんぞう》がおかしいやなんて、まさか……）

お母《かあ》さんは不安《ふあん》になりましたが、美摘《みつみ》ちゃんの様子《ようす》を見守《みまも》るしかありません。まもなく、お盆《ぼん》の休《やす》みになり、病院《びょういん》も閉《し》まってしまいました。

ところが、お盆休《ぼんやす》みで久《ひさ》しぶりに美摘《みつみ》ちゃんと会《あ》った母方《ははかた》のおばあちゃん（寺田《てらだ》昌子《まさこ》さん）が、気《き》になることを言《い》いました。

「みーちゃんの顔《かお》が、ちょっとむくんでるようやけど、だいじょうぶかなあ」

毎日《まいにち》いっしょにいる家族《かぞく》には、まったく気《き》がつかなかったことです。

このとき、お父《とう》さんもお母《かあ》さんも妙《みょう》な胸騒《むなさわ》ぎを覚《おぼ》え、休日診療《きゅうじつしんりょう》をしている子《こ》どもクリニックに連《つ》れて行《い》きましたが、そこの紹介《しょうかい》で、すぐに、隣《となり》の紀《き》の川市《かわし》にある那《な》賀病院《かびょういん》に行《い》くことになりました。

「エコー検査《けんさ》をしてみましょうね」

美摘《みつみ》ちゃんは診察台《しんさつだい》に横《よこ》になりました。

エコー検査《けんさ》とは、人間《にんげん》の耳《みみ》には聞《き》こえない高《たか》い周波数《しゅうはすう》の超音波《ちょうおんぱ》で、体内《たいない》の様子《ようす》を調《しら》べる検査《けんさ》です。美摘《みつみ》ちゃんの心臓《しんぞう》が画面《がめん》に映《うつ》し出《だ》されました。それを見《み》るお医者《いしゃ》さんの表情《ひょうじょう》が、急《きゅう》に険《けわ》しくなりました。

お父《とう》さんもお母《かあ》さんも、お医者《いしゃ》さんの顔《かお》を見《み》つめています。

「心臓《しんぞう》が肥大《ひだい》していますね。心不全《しんふぜん》を起《お》こしています」

「……えっ、心臓《しんぞう》が肥大《ひだい》……心不全《しんふぜん》？」

思《おも》いもよらないことを聞《き》いて、一瞬《いっしゅん》、何《なに》も言《い》えなくなりました。「心不全《しんふぜん》」という病名《びょうめい》は聞《き》いたことがあるものの、どういう病気《びょうき》なのかまったくわかりません。

「拡張型心筋症《かくちょうがたしんきんしょう》の疑《うたが》いがありますが、くわしい検査《けんさ》が必要《ひつよう》です。すぐに大学病院《だいがくびょういん》に移《うつ》ったほうがいいでしょう。救急車《きゅうきゅうしゃ》を手配《てはい》しますから……」

お医者《いしゃ》さんの言葉《ことば》を聞《き》いたお父《とう》さんとお母《かあ》さんは驚《おどろ》きました。ここの病院《びょういん》で手《て》に負《お》えない病気《びょうき》とは……。救急車《きゅうきゅうしゃ》で大学病院《だいがくびょういん》まで行《い》かなければならないとは……。美《み》摘《つみ》ちゃんが心臓病《しんぞうびょう》だなんて信《しん》じられません。

「みーちゃんなー、入院《にゅういん》せんとあかんのやってー。でも、たいしたことないそうやから、だいじょうぶやで。心配《しんぱい》せんでもええよ……」

具合《ぐあい》が悪《わる》い美摘《みつみ》ちゃんを心配《しんぱい》させないように、お母《かあ》さんは、せいいっぱいの笑顔《えがお》を作《つく》りました。でも、まだ、このときは、何日《なんにち》か入院《にゅういん》すれば、よくなるだろうと思《おも》っていたのです。


和歌山県立医科大学付属病院《わかやまけんりついかだいがくふぞくびょういん》では、さっそく、心電図《しんでんず》やエコー検査《けんさ》、血液検査《けつえきけんさ》、レントゲン検査《けんさ》などが行《おこ》なわれました。

「心筋炎《しんきんえん》の場合《ばあい》は、ウイルスが原因《げんいん》なので、薬《くすり》で二週間《にしゅうかん》ほどでよくなりますが、もし、そうでなかったら、心筋症《しんきんしょう》の疑《うたが》いがありますね」

病状《びょうじょう》の説明《せつめい》を受《う》けて、お父《とう》さんとお母《かあ》さんは顔《かお》を見合《みあ》わせました。

（泳《およ》ぐのが大好《だいす》きで、ほとんど毎日《まいにち》、プールに通《かよ》っていたのに、こんな病気《びょうき》にかかるやなんて……）

お母《かあ》さんは目《め》の前《まえ》が真《ま》っ暗《くら》になってしまいました。いつからこのような重《おも》い心臓《しんぞう》病《びょう》にかかっていたのか、全然心当《ぜんぜんこころあ》たりがありません。

わたしたち人間《にんげん》の命《いのち》は、細胞《さいぼう》のひとつひとつが活動《かつどう》することで成《な》り立《た》っています。細胞《さいぼう》が活動《かつどう》するには酸素《さんそ》と栄養素《えいようそ》が必要《ひつよう》ですが、それは血液《けつえき》から取《と》り入《い》れられています。

その血液《けつえき》を、血管《けっかん》を通《とお》して全身《ぜんしん》に送《おく》り出《だ》しているのが心臓《しんぞう》です。心臓《しんぞう》は一定《いってい》のリズムで収縮《しゅうしゅく》をくりかえし、血液《けつえき》の流《なが》れを作《つく》っています。血液《けつえき》のポンプのような役目《やくめ》をしているのです。

その心臓《しんぞう》は、「心筋《しんきん》」という特殊《とくしゅ》な筋肉《きんにく》でできています。心筋症《しんきんしょう》とは、心筋《しんきん》の力《ちから》が弱《よわ》くなるために、心臓《しんぞう》が大《おお》きくふくらんでしまう病気《びょうき》です。

大《おお》きくなった心臓《しんぞう》は心筋《しんきん》の厚《あつ》さが薄《うす》くなり、収縮《しゅうしゅく》する力《ちから》が弱《よわ》くなるために、ポンプとしての働《はたら》きがにぶくなり、全身《ぜんしん》に十分《じゅうぶん》な血液《けつえき》が送《おく》り出《だ》せなくなります。「拡張《かくちょう》型心筋症《がたしんきんしょう》」は、心臓病《しんぞうびょう》の中《なか》でも原因不明《げんいんふめい》の難病《なんびょう》として知《し》られています。

大学病院《だいがくびょういん》の病室《びょうしつ》に落《お》ちつくと、美摘《みつみ》ちゃんがお母《かあ》さんに聞《き》きました。

「ママー、うちはいつまで、入院《にゅういん》せなあかんの？」

「うーん、二週間《にしゅうかん》ぐらいやって。ちょうど夏休《なつやす》みの間《あいだ》でよかったなー。ちゃんと治《なお》そうなー。そしたら、二学期《にがっき》から、学校《がっこう》にも行《い》けるしなー」

実際《じっさい》、このときは、だれもが、二週間《にしゅうかん》ほどで治《なお》る心筋炎《しんきんえん》のほうだろうと思《おも》っていました。真《ま》っ黒《くろ》に日焼《ひや》けした美摘《みつみ》ちゃんが重《おも》い心臓病《しんぞうびょう》だとは、なかなか考《かんが》えられません。お父《とう》さんもお母《かあ》さんも、美摘《みつみ》ちゃんが休《やす》み中《ちゅう》に回復《かいふく》し、二学期《にがっき》から元気《げんき》に学校《がっこう》に行《い》けるはずと、信《しん》じて疑《うたが》いませんでした。

一週間《いっしゅうかん》がすぎ、二週間《にしゅうかん》がすぎました。

美摘《みつみ》ちゃんはベッドで、安静《あんせい》にしたままの状態《じょうたい》が続《つづ》いています。吐《は》き気《け》がおさまらないので、薬《くすり》がなかなか飲《の》めません。お母《かあ》さんは病室《びょうしつ》に泊《と》まりこんで、つきそいを続《つづ》けています。

ようやく、お医者《いしゃ》さんから美摘《みつみ》ちゃんの容態《ようだい》について説明《せつめい》がありました。

「美摘《みつみ》ちゃんの病気《びょうき》が心筋炎《しんきんえん》なのか、それとも心筋症《しんきんしょう》なのか、それを判断《はんだん》するには、カテーテル検査《けんさ》が必要《ひつよう》です。しかしながら、今《いま》の美摘《みつみ》ちゃんの状態《じょうたい》では、カテーテル検査《けんさ》をすること自体《じたい》が危《あぶ》ないのです。残念《ざんねん》ながら、危険《きけん》すぎて、ここでは、その検査《けんさ》はできません」

説明《せつめい》を聞《き》いたお父《とう》さんとお母《かあ》さんの顔《かお》は、青《あお》ざめています。入院《にゅういん》してから、すでに三週間《さんしゅうかん》。夏休《なつやす》みがとっくに終《お》わり、二学期《にがっき》がはじまっているというのに、病名《びょうめい》さえわからないのです。

カテーテル検査《けんさ》とは、カテーテルという細《ほそ》くてやわらかいチューブを、太《ふと》ももの付《つ》け根《ね》の血管《けっかん》などから心臓《しんぞう》の中《なか》まで入《い》れて、心房《しんぼう》や心室《しんしつ》（心臓《しんぞう》は右心房《うしんぼう》、右心室《うしんしつ》、左心房《さしんぼう》、左心室《さしんしつ》の四《よっ》つの部屋《へや》に分《わ》かれている）の圧力《あつりょく》を測《はか》ったり、そこを流《なが》れる血液《けつえき》の酸素《さんそ》の量《りょう》などを調《しら》べたりする検査《けんさ》です。

正常《せいじょう》な心臓《しんぞう》と比《くら》べてどのように違《ちが》うのか、もし心臓《しんぞう》に穴《あな》があいている場合《ばあい》は、どこに、どれくらいの穴《あな》があるのか、その様子《ようす》をくわしく知《し》ることができるのです。

美摘《みつみ》ちゃんはなかなか回復《かいふく》しないため、点滴《てんてき》の量《りょう》が増《ふ》やされ、左右《さゆう》の手《て》にも足《あし》にも点滴用《てんてきよう》の針《はり》が刺《さ》されました。飲《の》み薬《ぐすり》も、すぐに吐《は》いてしまいます。そんな美摘《みつみ》ちゃんを見《み》ながら、何《なに》もしてあげられないお父《とう》さんとお母《かあ》さんの気持《きも》ちは重《おも》く沈《しず》むばかりです。

九月二十二日《くがつにじゅうににち》。

入院《にゅういん》から一《いっ》ヵ月《かげつ》。薬《くすり》の治療《ちりょう》だけではよくならないことがわかりました。これは、心筋症《しんきんしょう》の疑《うたが》いが強《つよ》まったということです。

お父《とう》さんとお母《かあ》さんは病院《びょういん》とも相談《そうだん》し、美摘《みつみ》ちゃんの治療《ちりょう》を、大阪大学医学部付《おおさかだいがくいがくぶふ》属病院《ぞくびょういん》（阪大病院《はんだいびょういん》）でしてもらうことにしました。

（つい最近《さいきん》まで、あんなに元気《げんき》にしてたのに、なんで、みーちゃんが……。これから、どうなっていくんやろ）

阪大病院《はんだいびょういん》に向《む》かうため、病院《びょういん》が手配《てはい》してくれた車《くるま》の中《なか》で、お母《かあ》さんの胸《むね》に不安《ふあん》がよぎりました。

阪大病院《はんだいびょういん》の救急外来《きゅうきゅうがいらい》の玄関《げんかん》では、白衣《はくい》を着《き》たお医者《いしゃ》さんが四人《よにん》も待《ま》っていました。

美摘《みつみ》ちゃんの病気《びょうき》がどんなに重《おも》いのかを物語《ものがた》っているようで、お母《かあ》さんは足《あし》がすくむ思《おも》いがしました。

緊急手術《きんきゅうしゅじゅつ》を乗《の》りこえて

九月二十五日《くがつにじゅうごにち》。

美摘《みつみ》ちゃんが阪大病院《はんだいびょういん》に入院《にゅういん》して三日後《みっかご》のことです。美摘《みつみ》ちゃんのお母《かあ》さんと母方《ははかた》のおばあちゃんは、集中治療室《しゅうちゅうちりょうしつ》にいる美摘《みつみ》ちゃんに面会《めんかい》できるように、病院《びょういん》の近《ちか》くのホテルに泊《と》まり、病院《びょういん》とホテルを往復《おうふく》する生活《せいかつ》をはじめていました。

病院《びょういん》から電話《でんわ》があったのは、午後六時《ごごろくじ》すぎ。買《か》い物《もの》をすませてホテルへ戻《もど》ると、フロントにメッセージが残《のこ》されていました。

すぐに病院《びょういん》に電話《でんわ》をしました。美摘《みつみ》ちゃんに何《なに》かあったのではないかと、お母《かあ》さんの心臓《しんぞう》は高鳴《たかな》っています。

「あのう、美摘《みつみ》に何《なに》か……」

「美摘《みつみ》ちゃんの容態《ようだい》が急《きゅう》に変《か》わりました。すぐに、バルーン療法《りょうほう》をしなければなりません。承諾書《しょうだくしょ》にサインが必要《ひつよう》ですが、お母《かあ》さんがこちらに来《こ》られるのを待《ま》っていられません。一刻《いっこく》も早《はや》くはじめたいのですが、よろしいでしょうか。今《いま》すぐ手術《しゅじゅつ》をはじめます」

緊急手術《きんきゅうしゅじゅつ》をするという、お医者《いしゃ》さんのせっぱつまった口調《くちょう》に、お母《かあ》さんは返事《へんじ》をするだけでせいいっぱいです。

病院側《びょういんがわ》では、美摘《みつみ》ちゃんの状態《じょうたい》を知《し》るために、カテーテル検査《けんさ》をすることにしていましたが、その検査《けんさ》を待《ま》たずに、美摘《みつみ》ちゃんの容態《ようだい》が悪《わる》くなってしまったのです。

バルーン療法《りょうほう》とは、先《さき》に風船《ふうせん》のようなものがついたカテーテルを使《つか》って、血管《けっかん》を内側《うちがわ》から広《ひろ》げ、血《ち》の流《なが》れをよくしようという治療《ちりょう》です。

「みーちゃんが、危篤《きとく》になってしもたんよ。……はよう、病院《びょういん》に来《き》て……」

お母《かあ》さんは、お父《とう》さんに病院《びょういん》に来《き》てくれるよう電話《でんわ》しました。

（みーちゃん、がんばって。今《いま》、行《い》くから……）

お母《かあ》さんは心《こころ》の中《なか》で必死《ひっし》に叫《さけ》んでいました。ところが、お母《かあ》さんとおばあちゃんが病院《びょういん》にかけつけると、さらに悪《わる》い知《し》らせが待《ま》っていました。

「バルーン療法《りょうほう》では効《き》き目《め》がありませんでした。すぐに、補助人工心臓《ほじょじんこうしんぞう》をつけなければなりません。美摘《みつみ》ちゃん自身《じしん》の心臓《しんぞう》では、もう持《も》ちこたえられません」

美摘《みつみ》ちゃんは危険《きけん》な状態《じょうたい》のまま、補助人工心臓《ほじょじんこうしんぞう》をつける手術《しゅじゅつ》を受《う》けることになったのです。お母《かあ》さんは、血《ち》の気《け》が引《ひ》くのを感《かん》じました。

その手術《しゅじゅつ》は、夜十時《よるじゅうじ》すぎにはじめられました。一真君《かずまくん》を向《む》かいのおばあちゃんに預《あず》けたお父《とう》さんが、おじさん（井辺智昌《いべともあき》さん）といっしょに和歌山《わかやま》からかけつけ、四人《よにん》で手術《しゅじゅつ》が終《お》わるのを待《ま》つことになりました。

「補助人工心臓《ほじょじんこうしんぞう》やなんて……機械《きかい》に頼《たよ》らなあかんやなんて……」

「だいじょうぶやろか……どうか、手術《しゅじゅつ》が無事《ぶじ》に終《お》わりますように」

四人《よにん》は、集中治療室《しゅうちゅうちりょうしつ》の待合室《まちあいしつ》で、祈《いの》って待《ま》つよりほかありませんでした。

お医者《いしゃ》さんから、心臓病《しんぞうびょう》の治療《ちりょう》のあらましについて説明《せつめい》されていたものの、こんなに早《はや》く、補助人工心臓《ほじょじんこうしんぞう》をつける手術《しゅじゅつ》を受《う》けることになるなんて、考《かんが》えてもみませんでした。

お父《とう》さんとお母《かあ》さんは、美摘《みつみ》ちゃんが自分《じぶん》の心臓《しんぞう》だけでは、もう生《い》きていけないという現実《げんじつ》に、大《おお》きなショックをうけました。

補助人工心臓《ほじょじんこうしんぞう》とは、心臓《しんぞう》に代《か》わって、そのポンプ機能《きのう》を果《は》たすもので、日本《にほん》で主《おも》に使《つか》われているのは、駆動装置《くどうそうち》を体外《たいがい》に置《お》く型《かた》のものです。ポンプ機能《きのう》が悪《わる》くなった心臓《しんぞう》を、一時的《いちじてき》に補助《ほじょ》して負担《ふたん》を少《すく》なくし、ポンプの働《はたら》きをよくさせるために使《つか》います。

最近《さいきん》では、アメリカで開発《かいはつ》された「体内埋《たいないう》め込《こ》み型《がた》」を使用《しよう》する人《ひと》も出《で》はじめました。アメリカやヨーロッパでは、心臓移植《しんぞういしょく》まで患者《かんじゃ》の命《いのち》を保《たも》たせるために、「体《たい》外設置型《がいせっちがた》」と「体内埋《たいないう》め込《こ》み型《がた》」の二《ふた》つの補助人工心臓《ほじょじんこうしんぞう》が、積極的《せっきょくてき》に使《つか》われています。

夜《よる》が白々《しらじら》と明《あ》けてきました。

美摘《みつみ》ちゃんに補助人工心臓《ほじょじんこうしんぞう》をつける緊急手術《きんきゅうしゅじゅつ》が終《お》わったのは、翌朝《よくあさ》の五時《ごじ》ごろ。

四人《よにん》とも、眠《ねむ》ることもできずに、無事《ぶじ》に終《お》わるのを待《ま》っていました。

集中治療室《しゅうちゅうちりょうしつ》に移《うつ》された美摘《みつみ》ちゃんは、目《め》を閉《と》じて眠《ねむ》っています。

「みーちゃん、苦《くる》しかったな」

「よう、がんばったな。もう、だいじょうぶや」

ベッドに横《よこ》たわった、いたいたしい美摘《みつみ》ちゃんの姿《すがた》に、お父《とう》さんもお母《かあ》さんも、涙《なみだ》が止《と》まりません。

美摘《みつみ》ちゃんの体《からだ》には、点滴《てんてき》や補助人工心臓《ほじょじんこうしんぞう》などの、何本《なんぼん》ものチューブがつけられています。まだ七才《ななさい》なのに、七時間《ななじかん》にもおよぶ大手術《だいしゅじゅつ》に耐《た》えなければならなかった美摘《みつみ》ちゃんが、とてもふびんでなりませんでした。

集中治療室《しゅうちゅうちりょうしつ》では、両親《りょうしん》でさえも、面会《めんかい》できる時間《じかん》が決《き》められています。朝《あさ》に三十分《さんじゅっぷん》、夕方《ゆうがた》に三十分《さんじゅっぷん》ほどしか会《あ》うことができないのです。

お父《とう》さんもお母《かあ》さんも、美摘《みつみ》ちゃんの前《まえ》では明《あか》るくふるまおうと、しきりに笑顔《えがお》をつくろうとしますが、どうしても涙《なみだ》があふれてきます。

「みーちゃん、時間《じかん》やから、これで帰《かえ》らなあかんわ。また、明日《あした》、来《く》るからね」

「いやや-、ママ、帰《かえ》らんといて……。パパ、もっといてて……」

いつだって、美摘《みつみ》ちゃんは泣《な》いてしまいます。すがるような美摘《みつみ》ちゃんの顔《かお》を見《み》

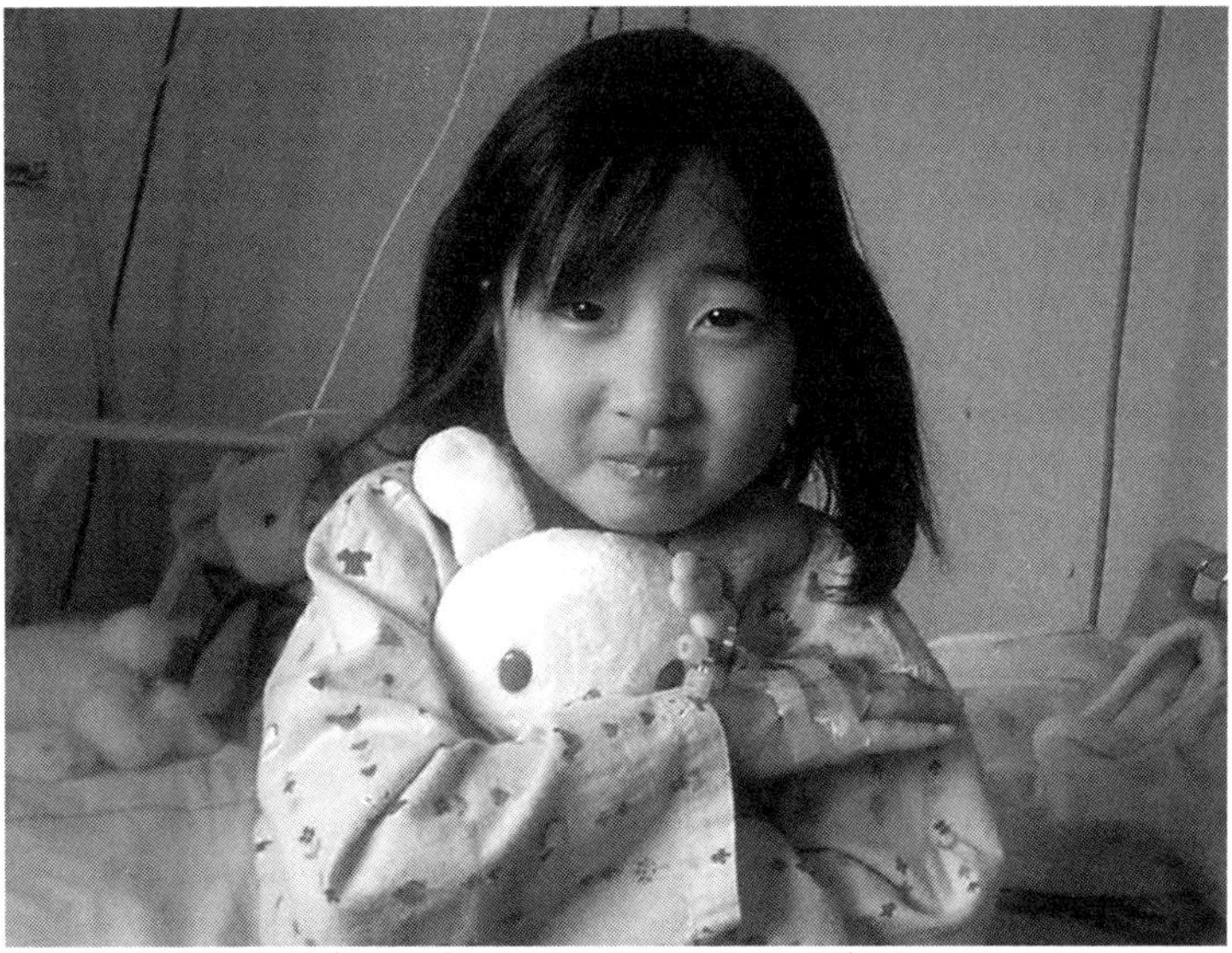

阪大病院《はんだいびょういん》で。右手《みぎて》の甲《こう》についているのは点滴《てんてき》のチューブです。

て、お母《かあ》さんもお父《とう》さんも、病室《びょうしつ》を出《で》るのがつらくてなりません。

お医者《いしゃ》さんや看護師《かんごし》さんが大勢《おおぜい》いるものの、美摘《みつみ》ちゃんにとっては、慣《な》れない病院《びょういん》にひとりぼっち。どんなにか心細《こころぼそ》かったことでしょう。手術《しゅじゅつ》の傷《きず》のいたみより、一人《ひとり》だけ取《と》り残《のこ》されるほうが、何倍《なんばい》もつらかったに違《ちが》いありません。

集中治療室《しゅうちゅうちりょうしつ》から出《で》られても、補助人工心臓《ほじょじんこうしんぞう》をつけているせいで、美摘《みつみ》ちゃんは小児病棟《しょうにびょうとう》ではなく、大人《おとな》の病棟《びょうとう》に入《はい》らなければなりませんでした。

補助人工心臓《ほじょじんこうしんぞう》の機械《きかい》は、もともと大人《おとな》の患者《かんじゃ》のために作《つく》られたもの。そのための設備《せつび》や機材《きざい》が小児病棟《しょうにびょうとう》にはなかったのです。

この機械《きかい》をつけるには、体重《たいじゅう》が最低《さいてい》でも二十《にじゅっ》キログラム以上必要《いじょうひつよう》とされていました。美摘《みつみ》ちゃんの体重《たいじゅう》は二十一《にじゅういち》キロでしたから、制限《せいげん》ギリギリでした。

外科病棟《げかびょうとう》では、美摘《みつみ》ちゃんのような子《こ》どもを受《う》け入《い》れるのは初《はじ》めてでした。このとき、日本《にほん》で補助人工心臓《ほじょじんこうしんぞう》をつけた患者《かんじゃ》の中《なか》で、美摘《みつみ》ちゃんが最年少《さいねんしょう》だったのです。

「美摘《みつみ》ちゃん、なついてくれるといいけどなあー」

主治医《しゅじい》の秦先生《はたせんせい》をはじめ、若《わか》いお医者《いしゃ》さんたちは、あまり子《こ》どもに慣《な》れていないので、みんな心配顔《しんぱいがお》です。

美摘《みつみ》ちゃんは、観察室《かんさつしつ》というナース・ステーションのすぐ横《よこ》にある部屋《へや》を使《つか》わせてもらうことになりました。ここだと、看護師《かんごし》さんたちの目《め》がいつでも行《い》き届《とど》きます。

補助人工心臓《ほじょじんこうしんぞう》をつけて体調《たいちょう》がよくなるにつれ、美摘《みつみ》ちゃんはだんだんと、スタッフの人《ひと》たちにも慣《な》れていきました。

「美摘《みつみ》ちゃん、気分《きぶん》はどう？」

看護師《かんごし》さんたちが声《こえ》をかけてくれたり、入《い》れかわり立《た》ちかわり、様子《ようす》をみるために病室《びょうしつ》に来《き》てくれます。

こわばった美摘《みつみ》ちゃんの顔《かお》も、いつしかおだやかになり、お父《とう》さんやお母《かあ》さんがいなくても、みんなに笑顔《えがお》をふりまいてくれるようになりました。

一度《いちど》は命《いのち》の灯《ひ》が消《き》えかかった美摘《みつみ》ちゃんの回復《かいふく》ぶりには、だれもが目《め》を見《み》はるばかりでした。

二《に》回《かい》目《め》の補《ほ》助《じょ》人《じん》工《こう》心《しん》臓《ぞう》

補助人工心臓《ほじょじんこうしんぞう》に助《たす》けられて、美摘《みつみ》ちゃんの具合《ぐあい》はぐんぐんよくなりました。十月《じゅうがつ》には院内学級《いんないがっきゅう》で勉強《べんきょう》ができるほどに回復《かいふく》しました。院内学級《いんないがっきゅう》とは、入院《にゅういん》している子《こ》どもたちのために、養護学校《ようごがっこう》から先生《せんせい》が病室《びょうしつ》を訪《おとず》れて、勉強《べんきょう》を教《おし》えてくれるものです。

美摘《みつみ》ちゃんは国語《こくご》と算数《さんすう》を主《おも》に勉強《べんきょう》しています。病気《びょうき》のせいで、あまり長《なが》くできないので、一時間《いちじかん》か二時間《にじかん》、集中《しゅうちゅう》して行《おこ》ないます。

国語《こくご》の教科書《きょうかしょ》を読《よ》む姿《すがた》を見《み》て、お母《かあ》さんが目《め》を細《ほそ》めています。

「よくなったら、また学校《がっこう》に戻《もど》れるんやから、しばらくはここでがんばろなー」

「うん、学校《がっこう》に行《い》きたいけど、病気《びょうき》を治《なお》さなあかんな」

食欲《しょくよく》が出《で》てくるにつれ、ますます元気《げんき》になりました。補助人工心臓《ほじょじんこうしんぞう》をつけたまま、病棟《びょうとう》の廊下《ろうか》を歩《ある》けるほどになったのです。

それに、美摘《みつみ》ちゃんだけは、看護師《かんごし》さんたちがいるナース・ステーションに、自由《じゆう》に出入《ではい》りさせてもらえることになりました。

「美摘《みつみ》ちゃんは、ええよ。特別《とくべつ》やで」

スタッフにも、ほかの患者《かんじゃ》さんにもかわいがられ、いつのまにか、美摘《みつみ》ちゃんは〝病棟《びょうとう》のアイドル〟になっていました。美摘《みつみ》ちゃんのほがらかな笑《わら》い声《ごえ》が、病棟《びょうとう》のあちらこちらから聞《き》こえるようになったのです。

美摘《みつみ》ちゃんの通《かよ》っていた岩出《いわで》市立中央小学校《しりつちゅうおうしょうがっこう》のクラスでは、みんなで絵《え》を描《か》いたり、励《はげ》ましの手紙《てがみ》を書《か》いたりして、担任《たんにん》の谷本先生《たにもとせんせい》が届《とど》けることになりました。

「みつみちゃん、早《はや》くよくなってね」

「また、なかよくあそぼうね。まってるよ」

みんな心《こころ》をこめて、ていねいに仕上《しあ》げました。

一年一組《いちねんいちくみ》の教室《きょうしつ》では、美摘《みつみ》ちゃんの机《つくえ》がみんなに囲《かこ》まれ、美摘《みつみ》ちゃんの帰《かえ》りを首《くび》を長《なが》くして待《ま》っているようでした。

谷本先生《たにもとせんせい》が勉強《べんきょう》のプリントを持《も》ってきてくれました。美摘《みつみ》ちゃんは先生《せんせい》の顔《かお》を見《み》ると大喜《おおよろこ》びです。きっと、先生《せんせい》の姿《すがた》から、一年一組《いちねんいちくみ》の教室《きょうしつ》、学校《がっこう》の空気《くうき》が感《かん》じられたからでしょう。

「それじゃあ、美摘《みつみ》ちゃん、早《はや》く元気《げんき》になってね。みんな待《ま》っていますよ」

「先生《せんせい》、ありがとう」

たくさんの絵《え》を前《まえ》にして、美摘《みつみ》ちゃんは笑顔《えがお》でこたえます。

十一月中旬《じゅういちがつちゅうじゅん》。

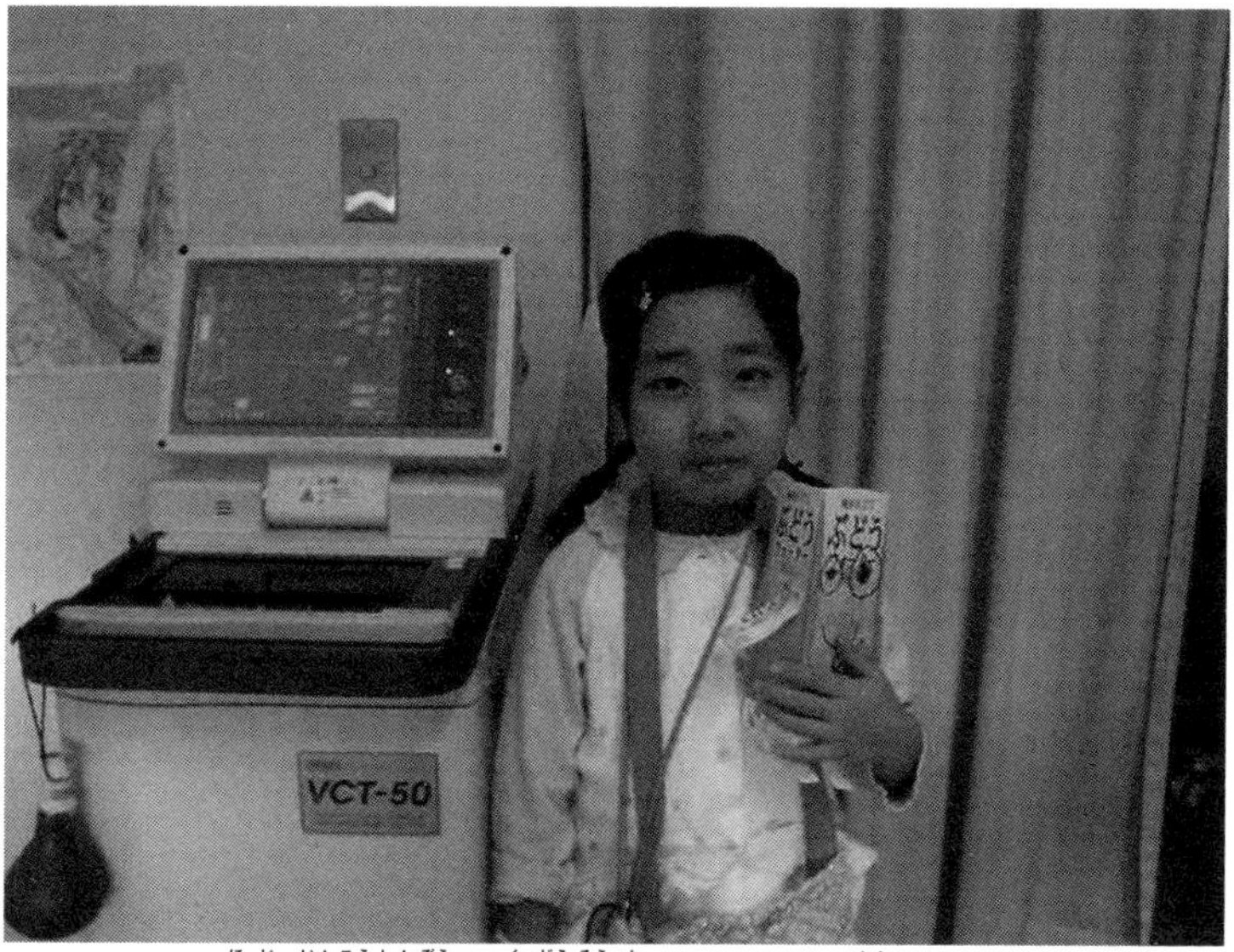

これが補助人工心臓《ほじょじんこうしんぞう》の駆動装置《くどうそうち》。とっても大《おお》きいんです。

季節《きせつ》はすでに、秋《あき》から冬《ふゆ》に変《か》わっていました。

美摘《みつみ》ちゃんの体調《たいちょう》がいい日《ひ》が続《つづ》いています。

「補助人工心臓《ほじょじんこうしんぞう》をつけたおかげで、美《み》摘《つみ》ちゃん自身《じしん》の心臓《しんぞう》の状態《じょうたい》がよくなってきたのかもしれませんよ。はずしてもだいじょうぶかもしれませんね。検《けん》査《さ》をして調《しら》べてみましょう」

お父《とう》さんもお母《かあ》さんも、秦先生《はたせんせい》から思《おも》いがけない説明《せつめい》を聞《き》き、喜《よろこ》ばずにはいられませんでした。

「補助人工心臓《ほじょじんこうしんぞう》をはずせる……機械《きかい》の力《ちから》に頼《たよ》っていたのに、みーちゃんの心臓《しんぞう》だけでだいじょうぶやて……」

「みーちゃん、どれだけ喜《よろこ》ぶか……」

補助人工心臓《ほじょじんこうしんぞう》をつけると、美摘《みつみ》ちゃんが動《うご》ける範囲《はんい》は決《き》まってしまいます。美摘《みつみ》ちゃんの体《からだ》と補助人工心臓《ほじょじんこうしんぞう》を動《うご》かす機械《きかい》とが、五《ご》メートルほどのチューブでつながれているため、それをつけたままでは、病棟《びょうとう》の廊下《ろうか》を行《い》き来《き》するのがせいぜいです。それも、機械本体《きかいほんたい》が八十五《はちじゅうご》キロもあるので、だれかに押《お》してもらわなければなりません。

補助人工心臓《ほじょじんこうしんぞう》をはずすことができなければ、病院《びょういん》の中《なか》ですごすしかありません。それをはずして、チューブのない体《からだ》になれるというのは、美摘《みつみ》ちゃんにとって、「自由《じゆう》」という意味《いみ》なのでした。

その後《ご》の検査《けんさ》でも、はずしても問題《もんだい》がないだろうということになりました。

「みーちゃん、補助人工心臓《ほじょじんこうしんぞう》をはずす手術《しゅじゅつ》をするんやって。一生《いっしょう》けんめいがんばったから、はずしてもようなったんや。よかったなあ。もうちょっとや。手術《しゅじゅつ》、がんばろうな」

「うん、よかった……やっと、はずせるんやなあ」

美摘《みつみ》ちゃんも、うれしそうにほほえみました。

十二月十日《じゅうにがつとおか》。

外《そと》は木枯《こが》らしが吹《ふ》いています。

補助人工心臓《ほじょじんこうしんぞう》をはずす手術《しゅじゅつ》が無事《ぶじ》に終《お》わりました。けれども、三《さん》、四日《よっか》すぎると、美摘《みつみ》ちゃんの体調《たいちょう》が悪《わる》くなってしまったのです。

秦先生《はたせんせい》と移植医療部《いしょくいりょうぶ》の福嶌先生《ふくしませんせい》が、お父《とう》さんとお母《かあ》さんに話《はなし》があるといいます。

「う〜ん、困《こま》りました。思《おも》ったほど、美摘《みつみ》ちゃんの心臓《しんぞう》が動《うご》いてくれません。検査《けんさ》のときはよかったんですが……どうしたものか……」

みんなの期待《きたい》に反《はん》して、腎臓《じんぞう》や肝臓《かんぞう》の機能《きのう》がだんだん働《はたら》かなくなってきたというのです。

「先生《せんせい》、美摘《みつみ》はどうなるんでしょうか。だいじょうぶですよね」

お父《とう》さんがたずねると、二人《ふたり》の先生《せんせい》の顔《かお》がくもりました。

「残念《ざんねん》ですが、美摘《みつみ》ちゃんの心臓《しんぞう》は、もうこれ以上《いじょう》、持《も》ちこたえることができないようです。もう一度《いちど》、補助人工心臓《ほじょじんこうしんぞう》をつけるしかありません」

「……そんな、先生《せんせい》、もう一度《いちど》、補助人工心臓《ほじょじんこうしんぞう》をつけるなんて……。やっと、はずしたばかりなのに……。もう一度《いちど》、がんばれなんて……もうこれ以上《いじょう》、がんばれなんて、よう言《い》わん……」

お母《かあ》さんの声《こえ》はふるえています。

これまで、補助人工心臓《ほじょじんこうしんぞう》をはずしたいという思《おも》いで、美摘《みつみ》ちゃんはつらい治療《ちりょう》に耐《た》えてきました。そのたび、お父《とう》さんもお母《かあ》さんも、「がんばって」という言葉《ことば》をかけてきました。美摘《みつみ》ちゃんが病気《びょうき》になってから、この「がんばろうね」という言《こと》葉《ば》を、何度《なんど》くりかえしたことでしょう。

（みーちゃんは、もう十分《じゅうぶん》がんばった。これ以上《いじょう》、どう、がんばれと言《い》うのか……。これ以上《いじょう》、がんばれなんて、よう言《い》わん……）

お母《かあ》さんの胸《むね》ははりさけそうでした。悲《かな》しさを通《とお》りこして、だれにもぶつけることのできない怒《いか》りがこみ上《あ》げてきました。

補助人工心臓《ほじょじんこうしんぞう》をはずす手術《しゅじゅつ》をして、何日《なんにち》も経《た》っていません。それなのに、また胸《むね》を開《ひら》いて、何時間《なんじかん》もかかる手術《しゅじゅつ》で取《と》りつけるだなんて、あまりにもかわいそうです。

美摘《みつみ》ちゃんに、どのように伝《つた》えたらいいのでしょうか。

でも、迷《まよ》っている時間《じかん》はありません。体調《たいちょう》がこれ以上悪《いじょうわる》くならないうちに手術《しゅじゅつ》をしなければ、さらに問題《もんだい》が出《で》てくるに違《ちが》いありません。お医者《いしゃ》さんたちを信《しん》じ、美《み》摘《つみ》ちゃんの生命力《せいめいりょく》を信《しん》じ、手術《しゅじゅつ》をお願《ねが》いするしかありませんでした。

補助人工心臓《ほじょじんこうしんぞう》をはずしてから一週間後《いっしゅうかんご》の十二月十七日《じゅうにがつじゅうしちにち》、再《ふたた》び取《と》りつける手術《しゅじゅつ》が行《おこ》なわれました。美摘《みつみ》ちゃんの体《からだ》は弱《よわ》まり、手術後《しゅじゅつご》の三日間《みっかかん》は集中治療室《しゅうちゅうちりょうしつ》で点滴《てんてき》をし、夜《よる》は酸素《さんそ》マスクをしなければなりませんでした。

自分《じぶん》の体《からだ》に何《なに》が起《お》きているのかも知《し》らずに、ベッドに眠《ねむ》ったままの美摘《みつみ》ちゃんを見《み》て、お父《とう》さんもお母《かあ》さんも、これからのことを考《かんが》えると暗《くら》い気持《きも》ちになりました。

でも、美摘《みつみ》ちゃんの前《まえ》では、涙《なみだ》を見《み》せられません。お父《とう》さんやお母《かあ》さんが泣《な》くと、美摘《みつみ》ちゃんは自分《じぶん》の病気《びょうき》が大変《たいへん》な病気《びょうき》だということに気《き》づいてしまうでしょう。そのため、いつも笑顔《えがお》でいるように努《つと》めてきたのです。

「失礼《しつれい》します。美摘《みつみ》ちゃん、いかがですか」

美摘《みつみ》ちゃんをかいがいしく世話《せわ》してくれる集中治療室《しゅうちゅうちりょうしつ》の看護師《かんごし》さんが、いつものように、にこやかに病室《びょうしつ》に入《はい》ってきました。そして、お母《かあ》さんを廊下《ろうか》によぶと、そっと話《はな》しかけました。

「また補助人工心臓《ほじょじんこうしんぞう》をつけることになってしまい、ご両親《りょうしん》のお気持《きも》ちは十分《じゅうぶん》、わかります。でも、先生方《せんせいがた》も、できるかぎりのことをして、力《ちから》をつくしています。美摘《みつみ》ちゃんに元気《げんき》になってもらいたい、一日《いちにち》も早《はや》く、和歌山《わかやま》のお家《うち》に帰《かえ》してあげたいという一心《いっしん》で、一生《いっしょう》けんめい取《と》り組《く》んでいますから……」

「わかっています……。ありがたいと思《おも》っています……」

お母《かあ》さんは、こらえていた涙《なみだ》が、後《あと》から後《あと》からあふれて止《と》まらなくなりました。

渡航移植《とこういしょく》を決断《けつだん》

暮《く》れも押《お》しせまった十二月二十八日《じゅうにがつにじゅうはちにち》。

小学校《しょうがっこう》はもう冬休《ふゆやす》みに入《はい》っています。美摘《みつみ》ちゃんが病気《びょうき》になったのが夏休《なつやす》みだったので、もう四ヵ月《よんかげつ》がすぎようとしています。

いつもだったら、お正月《しょうがつ》の準備《じゅんび》で忙《いそが》しくしていますが、美摘《みつみ》ちゃんが二回目《にかいめ》の補《ほ》助人工心臓《じょじんこうしんぞう》をつけたことで、そんな気分《きぶん》にはなれません。

「お正月《しょうがつ》やのに、みーちゃんは病院《びょういん》ですごさなあかんのやねー」

お父《とう》さんもお母《かあ》さんも、頭《あたま》の中《なか》は、美摘《みつみ》ちゃんのことでいっぱいでした。

この日《ひ》、また、秦先生《はたせんせい》と福嶌先生《ふくしませんせい》からよばれ、二人《ふたり》そろって話《はなし》を聞《き》くことになりました。

「補助人工心臓《ほじょじんこうしんぞう》をつけて十日《とおか》経《た》ちましたが、一日《いちにち》おきに熱《ねつ》が出《で》たりして、よくなったり悪《わる》くなったりというくりかえしですね。美摘《みつみ》ちゃんは血栓《けっせん》（血《ち》の固《かた》まり）もできやすいため、この補助人工心臓《ほじょじんこうしんぞう》を長《なが》く使《つか》っていくのはとても危険《きけん》です。心臓移植《しんぞういしょく》を考《かんが》えたほうがいいですね。それも、なるべく早《はや》く、準備《じゅんび》をはじめたほうがいいと思《おも》います」

お父《とう》さんとお母《かあ》さんは、とうとう来《く》るべきものが来《き》たと思《おも》いました。十月《じゅうがつ》に入院《にゅういん》したときから、もしものときは、心臓移植《しんぞういしょく》しか助《たす》かる道《みち》がないと説明《せつめい》を受《う》けていました。最終的《さいしゅうてき》には、心臓《しんぞう》を移植《いしょく》することだけが、美摘《みつみ》ちゃんの命《いのち》を救《すく》う、たったひとつの方法《ほうほう》だったのです。

けれども、補助人工心臓《ほじょじんこうしんぞう》をつけたおかげで、美摘《みつみ》ちゃんの調子《ちょうし》がよくなったように見《み》えたので、それを現実的《げんじつてき》に考《かんが》えることができませんでした。いいえ、移植《いしょく》しか方法《ほうほう》がないという厳《きび》しい現実《げんじつ》を、認《みと》めたくなかったのかもしれません。

心臓移植《しんぞういしょく》とは、重《おも》い心臓病《しんぞうびょう》のため、薬《くすり》による治療《ちりょう》や手術《しゅじゅつ》をしても心不全《しんふぜん》がよくならず、自分《じぶん》の心臓《しんぞう》では生《い》きていけないときに行《おこ》なわれます。ドナー（臓器提供者《ぞうきていきょうしゃ》）から心臓《しんぞう》をもらって、悪《わる》くなった自分《じぶん》の心臓《しんぞう》と取《と》りかえる手術《しゅじゅつ》です。

心不全《しんふぜん》というのは、心臓《しんぞう》のポンプの働《はたら》きが悪《わる》くなり、全身《ぜんしん》に十分《じゅうぶん》な血液《けつえき》を送《おく》り出《だ》せなくなる状態《じょうたい》を言《い》います。

呼吸《こきゅう》が苦《くる》しくなったり、全身《ぜんしん》がむくんだり、チアノーゼ（血液《けつえき》の酸素濃度《さんそのうど》が低《ひく》くなって、くちびるや爪《つめ》などが紫色《むらさきいろ》に見《み》える）などの症状《しょうじょう》が出《で》てきます。重症《じゅうしょう》になると、意識《いしき》がもうろうとなり、血圧《けつあつ》も低《ひく》くなって、命《いのち》の危険《きけん》を伴《ともな》います。

けれども、ドナーが見《み》つかり、心臓移植《しんぞういしょく》が成功《せいこう》すると、学校《がっこう》に行《い》ったり、仕事《しごと》をしたりというふうに、普通《ふつう》の生活《せいかつ》ができるようになるのです。

心臓移植《しんぞういしょく》は、一九六七年《ねん》に世界《せかい》で初《はじ》めて南《みなみ》アフリカで行《おこ》なわれて以来《いらい》、多《おお》くの国《くに》で広《ひろ》まってきました。今《いま》では、アメリカやヨーロッパを中心《ちゅうしん》に、一年《いちねん》におよそ四千《よんせん》

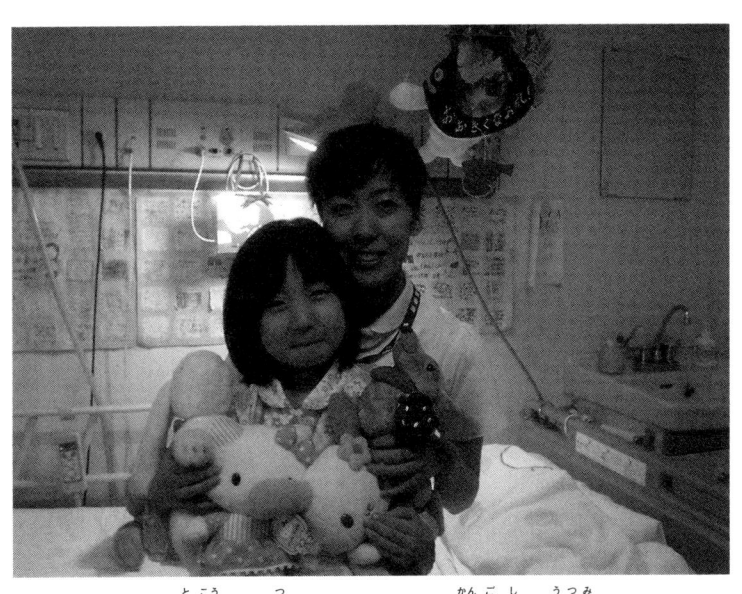

ドイツへの渡航《とこう》にも付《つ》きそってくれた看護師《かんごし》の内海《うつみ》さんと。

件《けん》の心臓《しんぞう》移植《いしょく》が行《おこ》なわれています。

「ポコッ、ポコッ、ポコッ……」

美摘《みつみ》ちゃんが首《くび》に下《さ》げているピンクのポシェットの中《なか》で、補助人工心臓《ほじょじんこうしんぞう》の動《うご》く音《おと》がします。

母方《ははかた》のおばあちゃんが、美摘《みつみ》ちゃんのために手作《てづく》りしてくれたポシェットは、ピンクのほかに黄色《きいろ》や水色《みずいろ》もあり、パジャマの色《いろ》に合《あ》わせて使《つか》っていました。

このポコッ、ポコッという音《おと》が聞《き》こ

えるということは、美摘《みつみ》ちゃんの心臓《しんぞう》が規則正《きそくただ》しく動《うご》いているということ。この音《おと》は、美摘《みつみ》ちゃんの命《いのち》をつなぐ音《おと》でもあり、美摘《みつみ》ちゃんが生《い》きている証《あかし》とも言《い》えました。

けれども、補助人工心臓《ほじょじんこうしんぞう》は長《なが》く使《つか》えるものではなく、移植《いしょく》までの橋渡《はしわた》し役《やく》でしかありません。移植《いしょく》をするのであれば、一日《いちにち》も早《はや》く準備《じゅんび》をする必要《ひつよう》があるのです。

「親《おや》として、今《いま》、みーちゃんにしてやれることは、海外《かいがい》での心臓移植《しんぞういしょく》を決意《けつい》して、これから先《さき》の治療《ちりょう》を進《すす》めてやることしかない……そうやろ」

お父《とう》さんが低《ひく》い声《こえ》で言《い》いました。

「……そうやね。移植《いしょく》せんかったら、みーちゃんの命《いのち》は終《お》わる。移植《いしょく》をするか、死《し》を選《えら》ぶかなんや……。たとえ今日《きょう》、元気《げんき》にしとっても、明日《あした》はどうなるかわからへん。まるで、死《し》と隣《とな》り合《あ》わせの毎日《まいにち》やわ……。外国《がいこく》に行《い》って移植《いしょく》してもらうしかない……」

お母《かあ》さんはうつむいたまま、こたえました。

心臓《しんぞう》を移植《いしょく》するのであれば、海外《かいがい》に行《い》って手術《しゅじゅつ》を受《う》けなければなりません。日本《にほん》では、十五才未満《じゅうごさいみまん》の子《こ》どもがドナー（臓器提供者《ぞうきていきょうしゃ》）になるのは、法律《ほうりつ》で認《みと》められていないので、日本《にほん》では手術《しゅじゅつ》ができません。

子《こ》どもの体《からだ》には、大人《おとな》のドナーからの心臓《しんぞう》では大《おお》きすぎるので、子《こ》どものドナーを求《もと》めて、海外《かいがい》に行《い》くしかないのです。

日本《にほん》では、ドナーを待《ま》つことすらできません。アメリカやドイツなど、海外《かいがい》に渡《わた》って移植《いしょく》する子《こ》どもが後《あと》を絶《た》たないのは、こういう事情《じじょう》があるからです。大人《おとな》でも、ドナーが少《すく》ない日本《にほん》では待《ま》ちきれず、海外《かいがい》に行《い》く人《ひと》が多《おお》いのです。

日本《にほん》では、美摘《みつみ》ちゃんのような心臓移植《しんぞういしょく》が必要《ひつよう》な子《こ》どもは、捨《す》て置《お》かれた状況《じょうきょう》にあると言《い》っても言《い》いすぎではありません。

「どんなことがあっても、私《わたし》らで命《いのち》を守《まも》ってやらんと……。みーちゃんの病気《びょうき》が治《なお》るんやったら、どんなことでもしてやろう」

お医者《いしゃ》さんから「移植《いしょく》しか助《たす》かる道《みち》がない」と言《い》われたお父《とう》さんとお母《かあ》さんの気《き》持《も》ちは、ひとつでした。

年《とし》が明《あ》けて二〇〇五年《ねん》。

お正月休《しょうがつやす》みを利用《りよう》して、シンガポールに住《す》んでいるおじさん（寺田耕作《てらだこうさく》さん）がお見舞《みま》いに来《き》てくれました。

「みーちゃん、大変《たいへん》やったね。ママから聞《き》いてたんよ。これ、おみやげ」

「わあ、ありがとう。かわいいクマさんや」

美摘《みつみ》ちゃんの表情《ひょうじょう》が、ぱっと明《あか》るくなりました。

美摘《みつみ》ちゃんが阪大病院《はんだいびょういん》に入院《にゅういん》してから、お見舞《みま》いに来《き》たいという人《ひと》はたくさんいましたが、お父《とう》さんとお母《かあ》さんは、補助人工心臓《ほじょじんこうしんぞう》をつけた美摘《みつみ》ちゃんの姿《すがた》を見《み》られ

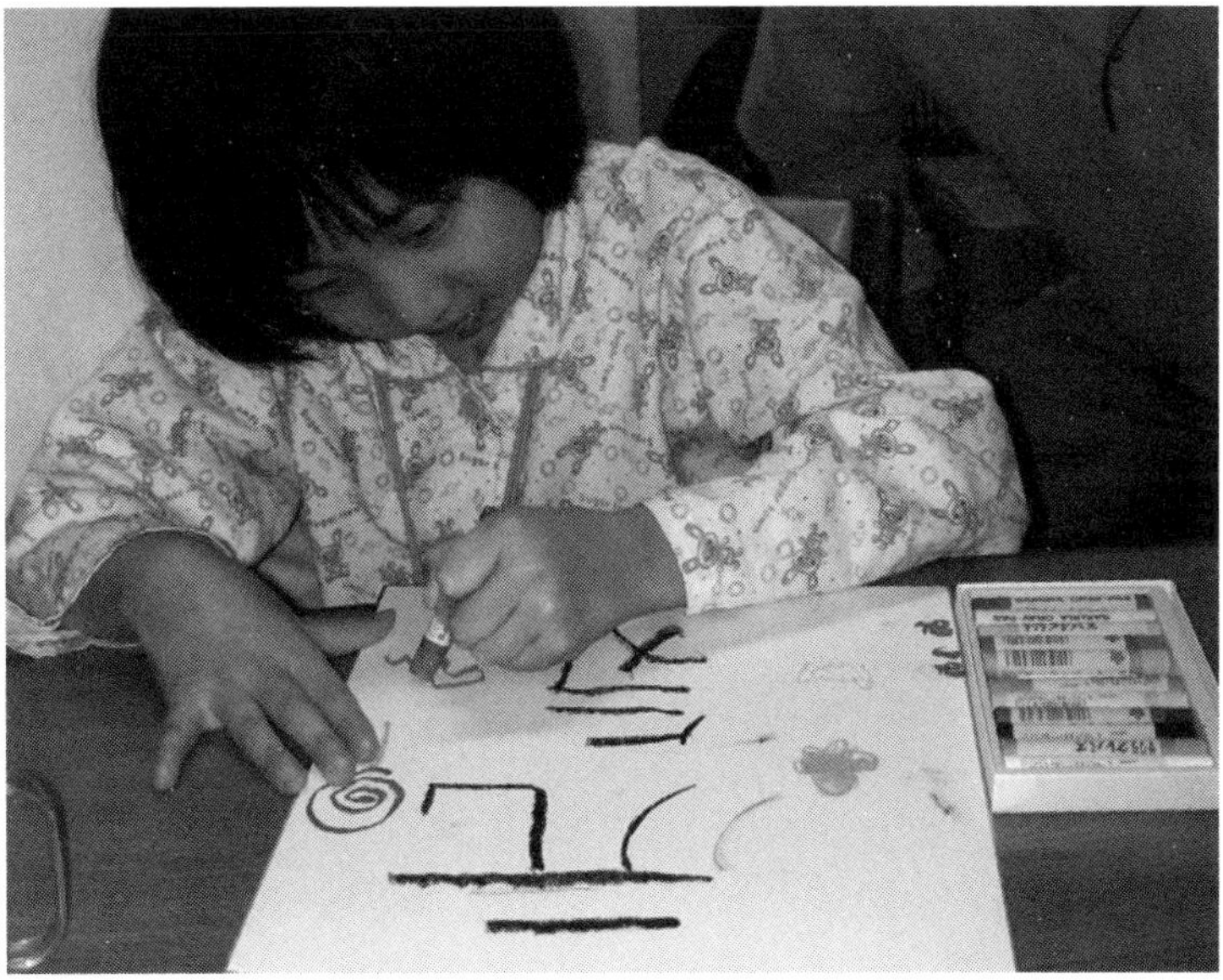

願《ねが》いをこめて、「元気《げんき》」の二文字《にもじ》を画用紙《がようし》いっぱいに書《か》きました。

るのをかわいそうに思《おも》い、ほとんどの人《ひと》には遠慮《えんりょ》してもらっていました。

けれども、病室《びょうしつ》でできることは限《かぎ》られているので、単調《たんちょう》な生活《せいかつ》になりがちです。久《ひさ》しぶりに会《あ》うおじさんとおしゃべりをして、楽《たの》しそうに笑《わら》う美摘《みつみ》ちゃんの顔《かお》を見《み》たお父《とう》さんとお母《かあ》さんは、一日《いちにち》も早《はや》く、海外《かいがい》で移《い》植《しょく》が受《う》けられるよう準備《じゅんび》をはじめようと、気持《きも》ちを新《あら》たにしていました。

#「みつみちゃんを救《すく》う会《かい》」設立《せつりつ》

美摘《みつみ》ちゃんが海外《かいがい》で移植手術《いしょくしゅじゅつ》を受《う》けると聞《き》いた親《しん》せきや近所《きんじょ》の人《ひと》たちは、大変驚《たいへんおどろ》きました。

「まさか、そんなに、悪《わる》かったとは……」

「この間《あいだ》まで、あんなに元気《げんき》やったのに……」

お父《とう》さんやお母《かあ》さんの気持《きも》ちを思《おも》うと、何《なん》と言《い》ってなぐさめていいのかわかりません。

「何《なに》かできることはありませんか。美摘《みつみ》ちゃんのためやったら、何《なん》だってさせてもらいますから」

「お父《とう》さんとお母《かあ》さんは、美摘《みつみ》ちゃんについていていてあげてください。われわれがみんなで協力《きょうりょく》して手伝《てつだ》いますから」

大勢《おおぜい》の人《ひと》たちに励《はげ》ましの言葉《ことば》をかけられて、お父《とう》さんもお母《かあ》さんも、どんなにか心強《こころづよ》かったことでしょう。


三月初《さんがつはじ》め。

春《はる》の陽気《ようき》に誘《さそ》われ、桃《もも》のつぼみがふくらみかけています。

移植手術《いしょくしゅじゅつ》の受《う》け入《い》れ先《さき》が、ドイツのバード・ユーンハウゼン心臓病《しんぞうびょう》センターに決《き》まりました。

この受《う》け入《い》れ先《さき》については、美摘《みつみ》ちゃんの使《つか》っている補助人工心臓《ほじょじんこうしんぞう》の取《と》り扱《あつか》いに慣《な》れているかどうか、それに合《あ》う部品《ぶひん》があるかどうか、入院《にゅういん》している阪大病院《はんだいびょういん》と情報交換《じょうほうこうかん》や医師《いし》の研修《けんしゅう》受《う》け入《い》れ制度《せいど》の関係《かんけい》があるかどうかなど、さまざまな条件《じょうけん》で決《き》められました。

また、渡航移植《とこういしょく》には、とてもたくさんのお金《かね》がかかることもわかりました。美摘《みつみ》ちゃんは補助人工心臓《ほじょじんこうしんぞう》をつけているので、それをつけたままの渡航費《とこうひ》、心臓移植手術費《しんぞういしょくしゅじゅつひ》、滞在治療費《たいざいちりょうひ》などに、約七千万円《やくななせんまんえん》かかることがわかったのです。

まずは、保証金《ほしょうきん》として移植医療費《いしょくいりょうひ》の四千万円《よんせんまんえん》を病院《びょういん》に送金《そうきん》しなくてはなりません。この送金《そうきん》が確認《かくにん》され、はじめて正式《せいしき》に受《う》け入《い》れが認《みと》められるのです。

そのほかに、飛行機代《ひこうきだい》などの渡航費《とこうひ》として八百万円《はっぴゃくまんえん》、アパート代《だい》などの滞在費《たいざいひ》や事務局《じむきょく》の運営費《うんえいひ》として六百万円《ろっぴゃくまんえん》、補助人工心臓《ほじょじんこうしんぞう》の予備費《よびひ》として六百万円《ろっぴゃくまんえん》ほどかかることがわかりました。

海外《かいがい》では、日本国内《にほんこくない》のように保険《ほけん》がきかないため、手術費《しゅじゅつひ》や治療費《ちりょうひ》はすべて自分《じぶん》で払《はら》わなければなりません。集中治療室《しゅうちゅうちりょうしつ》に入《はい》ると、一日《いちにち》で数十万円《すうじゅうまんえん》から百万円近《ひゃくまんえんちか》い費《ひ》用《よう》がかかると言《い》われています。また、移植《いしょく》につきそう家族《かぞく》は、手術《しゅじゅつ》の前後《ぜんご》、長《なが》い期間《きかん》にわたって現地《げんち》に滞在《たいざい》することになるため、その費用《ひよう》も考《かんが》えなくてはなりません。

「ドイツに行《い》って移植手術《いしょくしゅじゅつ》を受《う》けるのに、七千万円《ななせんまんえん》か……。とても、自分《じぶん》たちで集《あつ》められる金額《きんがく》やない。心苦《こころぐる》しいけど、みんなの善意《ぜんい》にすがるしかない……。頭《あたま》を下《さ》げて、一人《ひとり》でも多《おお》くの人《ひと》に協力《きょうりょく》してもらおう」

お父《とう》さんの言葉《ことば》に、お母《かあ》さんがうなずきました。美摘《みつみ》ちゃんの渡航移植《とこういしょく》の準備《じゅんび》を、具体的《ぐたいてき》に進《すす》めなければなりません。一日《いちにち》もむだにはできません。

募金活動《ぼきんかつどう》をはじめるにあたって、お父《とう》さんとお母《かあ》さんは、移植患者《いしょくかんじゃ》とその家族《かぞく》のための支援団体《しえんだんたい》「トリオ・ジャパン」が東京《とうきょう》にあることを聞《き》き、事務局《じむきょく》の荒波《あらなみ》さん夫妻《ふさい》を訪《たず》ねました。

荒波《あらなみ》さん夫妻《ふさい》は、これまで何人《なんにん》もの移植患者《いしょくかんじゃ》を応援《おうえん》してきました。お父《とう》さんとお母《かあ》さんも、「救《すく》う会《かい》」を立《た》ち上《あ》げるにあたって、運営《うんえい》の仕方《しかた》、募金《ぼきん》の集《あつ》め方《かた》、マスコミへの働《はたら》きかけなどについて、いろいろアドバイスを受《う》けることができました。

その後《ご》、岩出市《いわでし》で開《ひら》かれた最初《さいしょ》のミーティングには、美摘《みつみ》ちゃんの通《かよ》った幼稚園《ようちえん》の先生《せんせい》、小学校《しょうがっこう》の先生《せんせい》、お父《とう》さんとお母《かあ》さんの友達《ともだち》、会社《かいしゃ》の同僚《どうりょう》、近所《きんじょ》の人《ひと》など四十五人《よんじゅうごにん》が集《あつ》まり、荒波《あらなみ》さんの説明《せつめい》を直接聞《ちょくせつき》きました。

「みつみちゃんを救《すく》う会《かい》」の会長《かいちょう》は、お父《とう》さんの小学校時代《しょうがっこうじだい》の恩師《おんし》である橘先生《たちばなせんせい》が引《ひ》き受《う》けてくれることになりました。「救《すく》う会《かい》」の事務局長《じむきょくちょう》は、お父《とう》さんの幼《おさな》じみの木村《きむら》さんに決《き》まり、また、ホームページは、美摘《みつみ》ちゃんの状況《じょうきょう》をくわしく知《し》ることができるおじさん（小村健司《こむらけんじ》さん）が受《う》け持《も》つことになりました。

ミーティングの最中《さいちゅう》、会場《かいじょう》に大《おお》きな声《こえ》が響《ひび》きました。

「だいじょうぶや、何《なに》も心配《しんぱい》することない。これだけたくさんの人《ひと》たちが集《あつ》まってくれてるんや、絶対《ぜったい》に助《たす》かる。絶対《ぜったい》に助《たす》けてあげる。皆《みな》さん、がんばりましょうね」

美摘《みつみ》ちゃんが二年間通《にねんかんかよ》っていた、和歌山中央幼稚園《わかやまちゅうおうようちえん》の山下園長先生《やましたえんちょうせんせい》が、みんなにこうよびかけました。その温《あたた》かく心強《こころづよ》い言葉《ことば》に、たくさんの人《ひと》が涙《なみだ》ながらにうなず

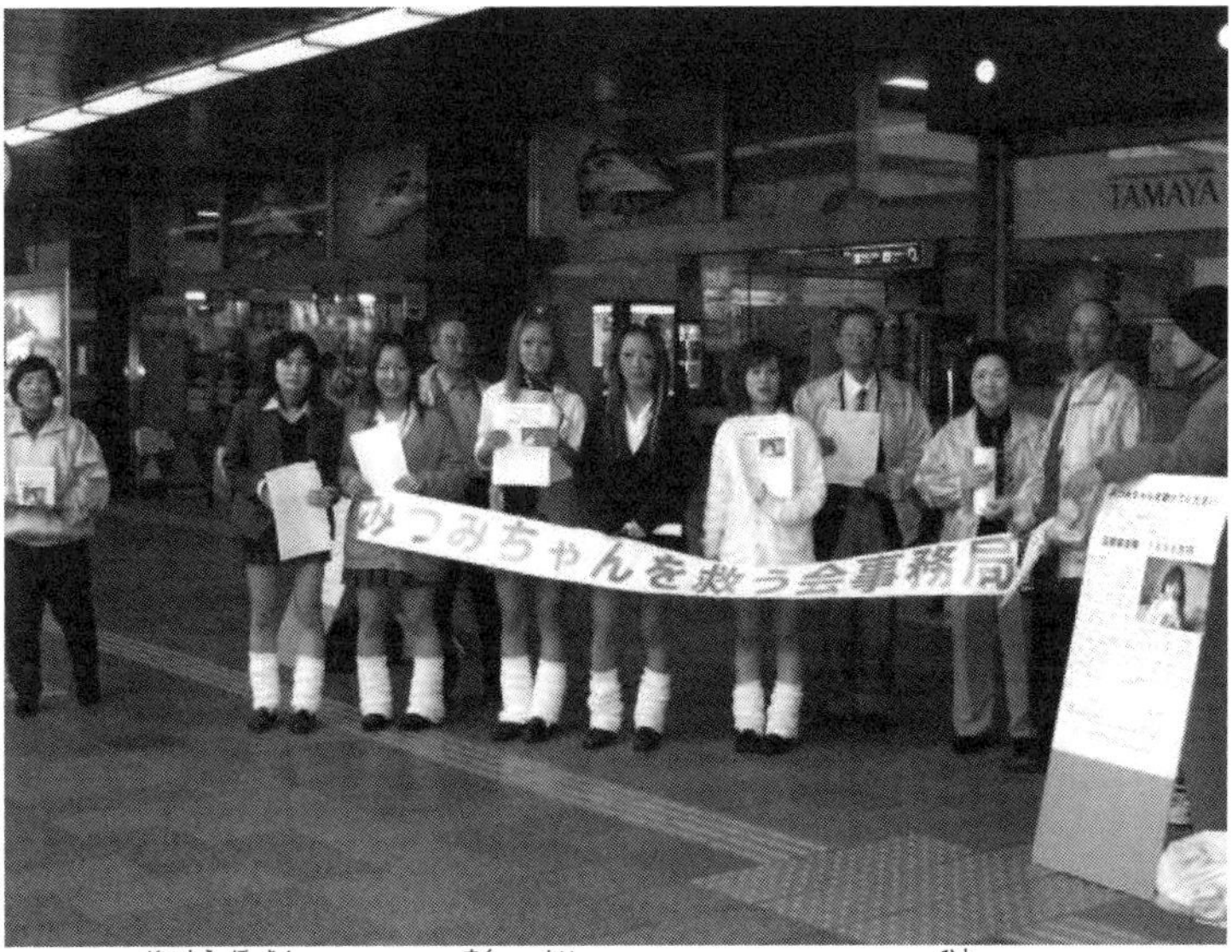

街頭募金《がいとうぼきん》をする「救《すく》う会《かい》」のボランティアの人《ひと》たち。

きました。

それからまもなく、「みつみちゃんを救《すく》う会《かい》」の事務所《じむしょ》が岩出市内《いわでしない》に開《ひら》かれました。チラシや募金箱《ぼきんばこ》を作《つく》る作業《さぎょう》と合《あ》わせて、街頭募金《がいとうぼきん》の日程《にってい》を決《き》めたり、ボランティアの割《わ》り振《ふ》りなどの準《じゅん》備《び》が次々《つぎつぎ》に進《すす》められました。

広《ひろ》がる支援《しえん》の輪《わ》

「みつみちゃんを救《すく》う会《かい》」では三月十五日《さんがつじゅうごにち》から、街頭募金《がいとうぼきん》をはじめ、地域《ちいき》の人《ひと》たちに支援《しえん》をよびかけることになりました。

「募金《ぼきん》をお願《ねが》いしま～す」

「心臓移植《しんぞういしょく》でドイツに行《い》く美摘《みつみ》ちゃんを応援《おうえん》してくださ～い」

おそろいの緑《みどり》のウインドブレーカーを着《き》たボランティアの人《ひと》たちが、横一列《よこいちれつ》に並《なら》んでいます。

お兄《にい》ちゃんの一真君《かずまくん》も、妹《いもうと》のために街頭募金《がいとうぼきん》に加《くわ》わっています。

「みーちゃんを助《たす》けてください。募金《ぼきん》お願《ねが》いしま～す」

一真君《かずまくん》は、街頭《がいとう》に立《た》って大《おお》きな声《こえ》を出《だ》すなんて、はずかしいと思《おも》いましたが、美《み》摘《つみ》ちゃんのためなら、そんなことを気《き》にしてなんかいられません。

この半年《はんとし》あまり、一真君《かずまくん》は美摘《みつみ》ちゃんに会《あ》っていません。お見舞《みま》いに行《い》きたくても、十二才以下《じゅうにさいいか》の子《こ》どもは病室《びょうしつ》に入《はい》ることが許《ゆる》されていないため、顔《かお》を見《み》ることも、励《はげ》ましてあげることもできませんでした。

妹思《いもうとおも》いの一真君《かずまくん》は、一円《いちえん》でも、十円《じゅうえん》でも多《おお》く集《あつ》めたいという一心《いっしん》で、無我夢中《むがむちゅう》で声《こえ》をはりあげていました。

また、向《む》かいの家《いえ》に住《す》むいとこの衣梨奈《えりな》さんと侑未佳《ゆみか》さんも街頭《がいとう》に立《た》ってくれました。二人《ふたり》は、美摘《みつみ》ちゃんを小《ちい》さいときからかわいがっています。美摘《みつみ》ちゃんも本当《ほんとう》のお姉《ねえ》さんのように思《おも》っていました。

「どうもありがとうございました」

募金箱《ぼきんばこ》にお金《かね》を入《い》れてくれた人《ひと》に、二人《ふたり》はありったけの感謝《かんしゃ》の気持《きも》ちをこめて、お礼《れい》を言《い》いました。

春《はる》と言《い》っても、三月《さんがつ》なかばは、まだまだ肌寒《はだざむ》い風《かぜ》が吹《ふ》く日《ひ》もあります。

ボランティアの人《ひと》たちはみんな、募金活動《ぼきんかつどう》をするのは初《はじ》めてだったので、看板《かんばん》を持《も》ったり、募金箱《ぼきんばこ》を胸《むね》にしたりして、緊張《きんちょう》した面持《おもも》ちです。

「みなさん、ご苦労《くろう》さま。がんばってください、応援《おうえん》してますよ」

大《おお》きな声《こえ》を出《だ》しながら、みんなが持《も》っている募金箱《ぼきんばこ》ひとつひとつに、お金《かね》を入《い》れてまわる人《ひと》がいました。中央幼稚園《ちゅうおうようちえん》の山下園長先生《やましたえんちょうせんせい》です。その声《こえ》に助《たす》けられるように、みんなの声《こえ》も大《おお》きくなりました。

初《はじ》めは素通《すどお》りする人《ひと》が多《おお》かったものの、だんだん、チラシを受《う》け取《と》ってくれたり、募金箱《ぼきんばこ》の前《まえ》に立《た》ち止《ど》まってくれる人《ひと》が増《ふ》えてきました。

小《ちい》さな子《こ》どもの手《て》を引《ひ》いた若《わか》いお母《かあ》さんが、グループで歩《ある》いていた中学生《ちゅうがくせい》が、足《あし》を止《と》めてくれます。手渡《てわた》されたチラシを見《み》たおばあさんが、もどって来《き》てくれました。自転車《じてんしゃ》をわざわざ止《と》めてくれたおじさんもいます。

見《み》ず知《し》らずの大勢《おおぜい》の人《ひと》たちが、募金箱《ぼきんばこ》にお金《かね》を入《い》れてくれました。

「大変《たいへん》ね。がんばってね」

お金《かね》を入《い》れながら、ほとんどの人《ひと》が励《はげ》ましの言葉《ことば》をかけてくれます。たくさんの人《ひと》の善意《ぜんい》、厚意《こうい》を肌《はだ》で感《かん》じ、みんなのやさしい気持《きも》ちが伝《つた》わってきます。

美摘《みつみ》ちゃんを全然《ぜんぜん》知《し》らない人《ひと》が、美摘《みつみ》ちゃんのために募金《ぼきん》をしてくれるのを目《ま》のあたりにし、そして言葉《ことば》をかけてくれるのに対《たい》し、みんな、心《こころ》から「ありがとうございます」と頭《あたま》を下《さ》げ続《つづ》けました。

街頭《がいとう》に立《た》っただれもが、道行《みちゆ》く人《ひと》たちの気持《きも》ちの温《あたた》かさに、いつの間《ま》にか寒《さむ》さなど忘《わす》れてしまうほどでした。

「救《すく》う会《かい》」の事務局《じむきょく》でも、街頭募金《がいとうぼきん》と合《あ》わせて、チラシを配《くば》ったり、募金箱《ぼきんばこ》を置《お》かせてもらったりするのに大忙《おおいそが》しです。

募金箱《ぼきんばこ》は学校《がっこう》や企業《きぎょう》、地元《じもと》の商店街《しょうてんがい》の店頭《てんとう》などに置《お》かせてもらうなど、その数《かず》は千個《せんこ》を超《こ》えました。

また、銀行送金《ぎんこうそうきん》や郵便局《ゆうびんきょく》を通《つう》じてお金《かね》を寄《よ》せてくれる人《ひと》もいますが、事務局《じむきょく》に直《ちょく》接《せつ》、募金《ぼきん》を持《も》って来《き》てくれる人《ひと》も後《あと》を絶《た》ちません。

「こんなに反響《はんきょう》があるやなんて、考《かんが》えてもいなかった。本当《ほんとう》にありがたいことや」

事務局《じむきょく》には、ボランティアのスタッフが交代《こうたい》でつめています。目《め》が回《まわ》りそうなくらいさまざまな仕事《しごと》がありますが、募金《ぼきん》とともに温《あたた》かいメッセージが寄《よ》せられると、疲《つか》れもふっ飛《と》んでしまいました。


一方《いっぽう》で、臓器移植《ぞうきいしょく》に反対《はんたい》したり、街頭募金《がいとうぼきん》についても反対《はんたい》する人《ひと》がいることも事《じ》実《じつ》です。

移植《いしょく》は、ドナー（臓器提供者《ぞうきていきょうしゃ》）がいて初《はじ》めて成《な》り立《た》ちますが、「だれかの死《し》を待《ま》つようなことをしていいのか」という意見《いけん》があるのです。

「他人《たにん》の臓器《ぞうき》をもらってまで、命《いのち》を助《たす》けたいのか」、「治《なお》らない病気《びょうき》なら、その運命《うんめい》を受《う》け入《い》れるしかないのではないか」といった、移植手術《いしょくしゅじゅつ》に対《たい》しての批判的《ひはんてき》な考《かんが》えです。

けれども、助《たす》けるための方法《ほうほう》をあれこれ探《さが》しても、移植《いしょく》の道《みち》しか残《のこ》されていない場合《ばあい》、その挑戦《ちょうせん》をとがめることができるでしょうか。運命《うんめい》なのだからあきらめろと言《い》えることではないような気《き》がします。

「もし、自分《じぶん》が移植《いしょく》の必要《ひつよう》な立場《たちば》になったら……」「もし、家族《かぞく》のだれかが、移植《いしょく》が必要《ひつよう》と宣告《せんこく》されたら……」と置《お》きかえて考《かんが》えてみてはどうでしょうか。ほとんどの人《ひと》は、わずかな可能性《かのうせい》でもあれば、移植《いしょく》という方法《ほうほう》に頼《たよ》るのではないでしょうか。

お父《とう》さん、お母《かあ》さんと「救《すく》う会《かい》」の橘先生《たちばなせんせい》は、何度《なんど》か記者会見《きしゃかいけん》を開《ひら》いて、支援《しえん》への協力《きょうりょく》を求《もと》めました。幸《さいわ》い、マスコミも好意的《こういてき》に扱《あつか》ってくれ、新聞《しんぶん》やテレビなどで、何度《なんど》も取《と》り上《あ》げてくれました。

広《ひろ》く紹介《しょうかい》されるようになると、和歌山県内《わかやまけんない》だけでなく、全国各地《ぜんこくかくち》から募金《ぼきん》が集《あつ》まるようになりました。

中《なか》には個人《こじん》で百万円《ひゃくまんえん》、企業《きぎょう》で五百万円《ごひゃくまんえん》という多額《たがく》の寄付《きふ》をくれるところもあり、その善意《ぜんい》の輪《わ》はますます大《おお》きくなっていきました。

「美摘《みつみ》ちゃんを助《たす》けたい。元気《げんき》になってほしい」という、ひとりひとりの温《あたた》かい気《き》持《も》ちが大《おお》きな輪《わ》になって、どこまでも広《ひろ》がっていきました。

その支援《しえん》の方法《ほうほう》はさまざまですが、こんな人《ひと》たちが美摘《みつみ》ちゃんのために協力《きょうりょく》してくれました。

募金箱《ぼきんばこ》にお金《かね》を入《い》れてくれた人《ひと》
銀行《ぎんこう》に振《ふ》り込《こ》みをしてくれた人《ひと》

救《すく》う会《かい》の事務局《じむきょく》までお金《かね》を届《とど》けてくれた人《ひと》
募金箱《ぼきんばこ》の設置《せっち》に協力《きょうりょく》してくれた人《ひと》
自分《じぶん》のホームページで、募金《ぼきん》をよびかけてくれた人《ひと》
インターネットのブログやトラックバックで広《ひろ》めてくれた人《ひと》
ネットの掲示板《けいじばん》への書《か》き込《こ》みで広《ひろ》めてくれた人《ひと》
個人的《こじんてき》に募金活動《ぼきんかつどう》をしてくれた人《ひと》
励《はげ》ましの手紙《てがみ》、メール、贈《おく》りものなどを送《おく》ってくれた人《ひと》
美摘《みつみ》ちゃんの回復《かいふく》を祈《いの》ってくれた人《ひと》

美摘《みつみ》ちゃんを助《たす》けたいという、大勢《おおぜい》の人《ひと》たちの善意《ぜんい》が結集《けっしゅう》し、募金《ぼきん》は目標金額《もくひょうきんがく》の七千万円《ななせんまんえん》に着実《ちゃくじつ》に近《ちか》づいていました。

不安《ふあん》な日々《ひび》

渡航移植《とこういしょく》することを決意《けつい》したものの、お父《とう》さんとお母《かあ》さんの不安《ふあん》は、ふくれ上《あ》がるばかりでした。それは、ドナーが本当《ほんとう》に現《あら》われるのかどうか、移植後《いしょくご》の拒絶反応《きょぜつはんのう》に苦《くる》しむのではないか、環境《かんきょう》が違《ちが》うドイツでの暮《く》らしになじめるのかといったことです。

「いろいろ悩《なや》みはじめたら、きりがない。今《いま》は、ドイツに向《む》けて準備《じゅんび》を進《すす》めるしかないんや。みーちゃんのためやったら、何《なん》でもしんぼうできるやないか」

くよくよ考《かんが》えても仕方《しかた》がありません。お父《とう》さんもお母《かあ》さんも、美摘《みつみ》ちゃんをドイツに連《つ》れて行《い》くことだけを考《かんが》えることにしました。

「ドイツに着《つ》くまで、いや、移植手術《いしょくしゅじゅつ》を受《う》けるまで、みーちゃんの命《いのち》がもってくれたらええのやけど……」

美摘《みつみ》ちゃんの容態《ようだい》は安定《あんてい》しているように見《み》えるものの、決《けっ》して安心《あんしん》はできません。いつ急《きゅう》に悪《わる》くなるのか、だれもわからないのです。

「美摘《みつみ》ちゃん、グーテン　モルゲン」

病院《びょういん》のボランティアの人《ひと》が病室《びょうしつ》に入《はい》ってきました。

「グーテン　モルゲン」

美摘《みつみ》ちゃんもドイツ語《ご》で「おはよう」と返事《へんじ》をします。

受《う》け入《い》れ先《さき》の病院《びょういん》が決《き》まってから、ドイツ語《ご》がわかるボランティアの人《ひと》に、ドイツ語《ご》を習《なら》いはじめました。

ドイツの病院《びょういん》に行《い》く前《まえ》に、毎日使《まいにちつか》う簡単《かんたん》なあいさつのほか、「暑《あつ》い」や「寒《さむ》い」、「おしっこがしたい」といった、病室《びょうしつ》で使《つか》うような言葉《ことば》を覚《おぼ》えることにしたのです。また、数字《すうじ》の一《いち》から十《じゅう》までの言《い》い方《かた》も練習《れんしゅう》していました。

「みーちゃん、発音《はつおん》がええなー。お母《かあ》さんは、さっぱり、あかんわ」

「ママも、練習《れんしゅう》せなあかんよ」

ドイツ語《ご》に興味《きょうみ》を持《も》った美摘《みつみ》ちゃんを、お母《かあ》さんは頼《たの》もしそうに見《み》つめています。

（いつも明《あか》るく前向《まえむ》きな子《こ》やな、みーちゃんは。病気《びょうき》の前《まえ》とちっとも変《か》わってへん。私《わたし》も見習《みなら》わんと……）


「♪かきねの　かきねの　まがりかど　たき火《び》だ　たき火《び》だ　落《お》ち葉《ば》たき♪」

「あら、美摘《みつみ》ちゃんの声《こえ》ね。今《いま》、音楽《おんがく》の時間《じかん》？」

病棟《びょうとう》の廊下《ろうか》まで、美摘《みつみ》ちゃんの歌声《うたごえ》が聞《き》こえ、看護師《かんごし》さんが耳《みみ》をすましています。

院内学級《いんないがっきゅう》では国語《こくご》と算数《さんすう》のほかに、図工《ずこう》と音楽《おんがく》もあり、この日《ひ》は、音楽《おんがく》の先生《せんせい》が病室《びょうしつ》に来《き》てくれました。先生《せんせい》の伴奏《ばんそう》に合《あ》わせて、美摘《みつみ》ちゃんが「たき火《び》」の歌《うた》を歌《うた》ったり、木琴《もっきん》を演奏《えんそう》したりしています。

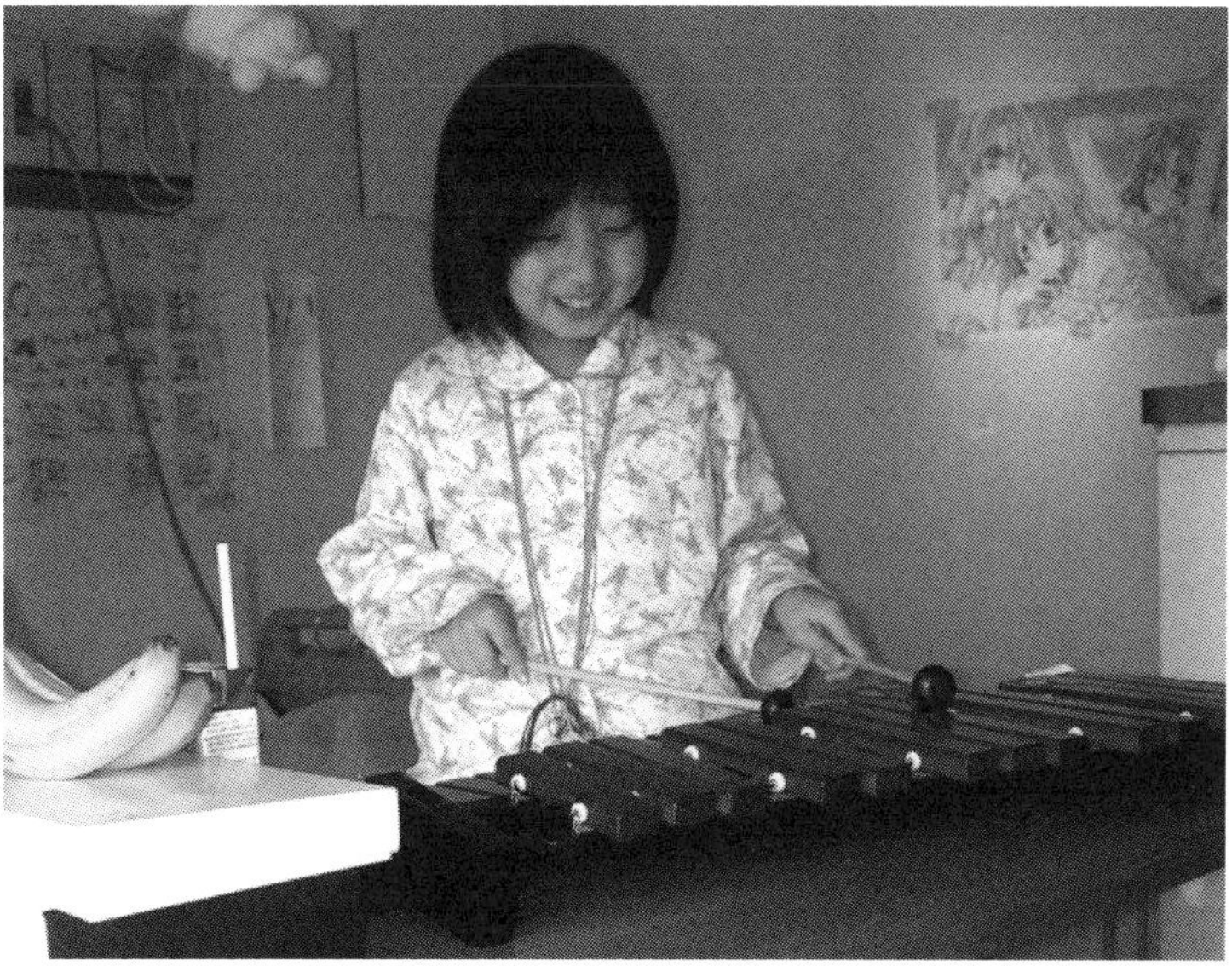

木琴《もっきん》の練習中《れんしゅうちゅう》。病気《びょうき》のことを忘《わす》れられるひとときです。

入院《にゅういん》したばかりのころは、国語《こくご》の本《ほん》を読《よ》むのも歌《うた》を歌《うた》うのも、恥《は》ずかしくて小《ちい》さな声《こえ》しか出《だ》せなかったのに、院《いん》内学級《ないがっきゅう》の先生《せんせい》たちにも慣《な》れて、あまり緊張《きんちょう》しなくなりました。

図工《ずこう》と音楽《おんがく》が大好《だいす》きな美摘《みつみ》ちゃんは、絵《え》を描《か》いたり物《もの》を作《つく》ったり、楽器《がっき》を演奏《えんそう》したり歌《うた》ったりするときだけは、病気《びょうき》のことを忘《わす》れて集中《しゅうちゅう》することができるのです。

院内学級《いんないがっきゅう》の先生《せんせい》たちは、そんな美摘《みつみ》ちゃんを気《き》にかけて、さりげなく雰囲《ふんい》気《き》を作《つく》ってくれたり、励《はげ》ましたりしてくれました。長《なが》い間《あいだ》、登校《とうこう》していない美摘《みつみ》ちゃんにとって、心《こころ》からくつろげるひとときでした。

病室《びょうしつ》の壁《かべ》には、美摘《みつみ》ちゃんが描《か》いた色《いろ》とりどりの絵《え》が飾《かざ》られ、ビーズを使《つか》った手《て》作《づく》りの作品《さくひん》や砂絵《すなえ》も置《お》かれるなど、まるで自分《じぶん》の部屋《へや》のような雰囲気《ふんいき》です。

三月十六日《さんがつじゅうろくにち》、午後《ごご》から急《きゅう》に美摘《みつみ》ちゃんの熱《ねつ》が上《あ》がり、十九日《じゅうくにち》には三十九度《さんじゅうくど》を越《こ》えてしまいました。

熱《ねつ》を下《さ》げるには座薬《ざやく》を使《つか》うのが効果的《こうかてき》ですが、美摘《みつみ》ちゃんの血圧《けつあつ》が低《ひく》いため、その薬《くすり》を使《つか》うことはできません。血液検査《けつえきけんさ》をして、体中《からだじゅう》に氷《こおり》をあてがうアイシングという方法《ほうほう》をとることになりました。その状態《じょうたい》で一晩《ひとばん》すごし、熱《ねつ》が下《さ》がらなければポンプを交換《こうかん》するしか方法《ほうほう》はありません。

次《つぎ》の朝《あさ》、お母《かあ》さんが心配《しんぱい》そうに美摘《みつみ》ちゃんの様子《ようす》をうかがいます。

「また、ポンプを交換《こうかん》してもらわんとあかんね」

これで、八回目《はちかいめ》の交換《こうかん》です。ポンプを取《と》りかえると、美摘《みつみ》ちゃんの熱《ねつ》は下《さ》がり、元気《げんき》を取《と》りもどしました。

三学期《さんがっき》も終《お》わり、春休《はるやす》みになっています。結局《けっきょく》、美摘《みつみ》ちゃんは、学校《がっこう》に登校《とうこう》したのは一学期《いちがっき》だけで、夏休《なつやす》み以降《いこう》は一日《いちにち》も学校《がっこう》に行《い》けませんでした。

「パパ、廊下《ろうか》を散歩《さんぽ》してええ？」

お父《とう》さんを待《ま》っていたかのように、美摘《みつみ》ちゃんが言《い》いました。

補助人工心臓《ほじょじんこうしんぞう》は重《おも》さが八十五《はちじゅうご》キロもありますが、美摘《みつみ》ちゃんも、ようやく自分《じぶん》で押《お》せるようになりました。けれども、お父《とう》さんといっしょに歩《ある》くほうが楽《たの》しいのはもちろんです。

美摘《みつみ》ちゃんの体《からだ》と補助人工心臓《ほじょじんこうしんぞう》は五《ご》メートルのチューブでつながれています。それをつけたままで、病棟《びょうとう》の廊下《ろうか》を行《い》ったり来《き》たり。たとえ廊下《ろうか》であっても、病室《びょうしつ》から出《で》ることは、美摘《みつみ》ちゃんにとってはいい気分転換《きぶんてんかん》になりました。

「みーちゃん、慣《な》れたもんやなー」

美摘《みつみ》ちゃんが、チューブの引《ひ》き回《まわ》しを慣《な》れた手《て》つきでするのを、お父《とう》さんは感心《かんしん》して見《み》ています。

でも、ころんだり、ベッドやほかの器具《きぐ》にぶつかったりしないように、ゆっくりと動《うご》かなければなりません。

補助人工心臓《ほじょじんこうしんぞう》をつけると、血管《けっかん》とポンプをつないでいるところに血栓《けっせん》ができやすくなります。それも、補助人工心臓《ほじょじんこうしんぞう》は大人用《おとなよう》で、美摘《みつみ》ちゃん用《よう》に出力《しゅつりょく》をおさえているために血栓《けっせん》ができやすいのです。もし、それが脳《のう》に入《はい》ってしまうと、脳梗塞《のうこうそく》を起《お》こし、命取《いのちと》りになることもあるのです。

美摘《みつみ》ちゃんは、その血栓《けっせん》ができにくくなる薬《くすり》を飲《の》んでいますが、その薬《くすり》の影響《えいきょう》で、ちょっとしたけがでも、血《ち》が止《と》まらなくなってしまうのです。

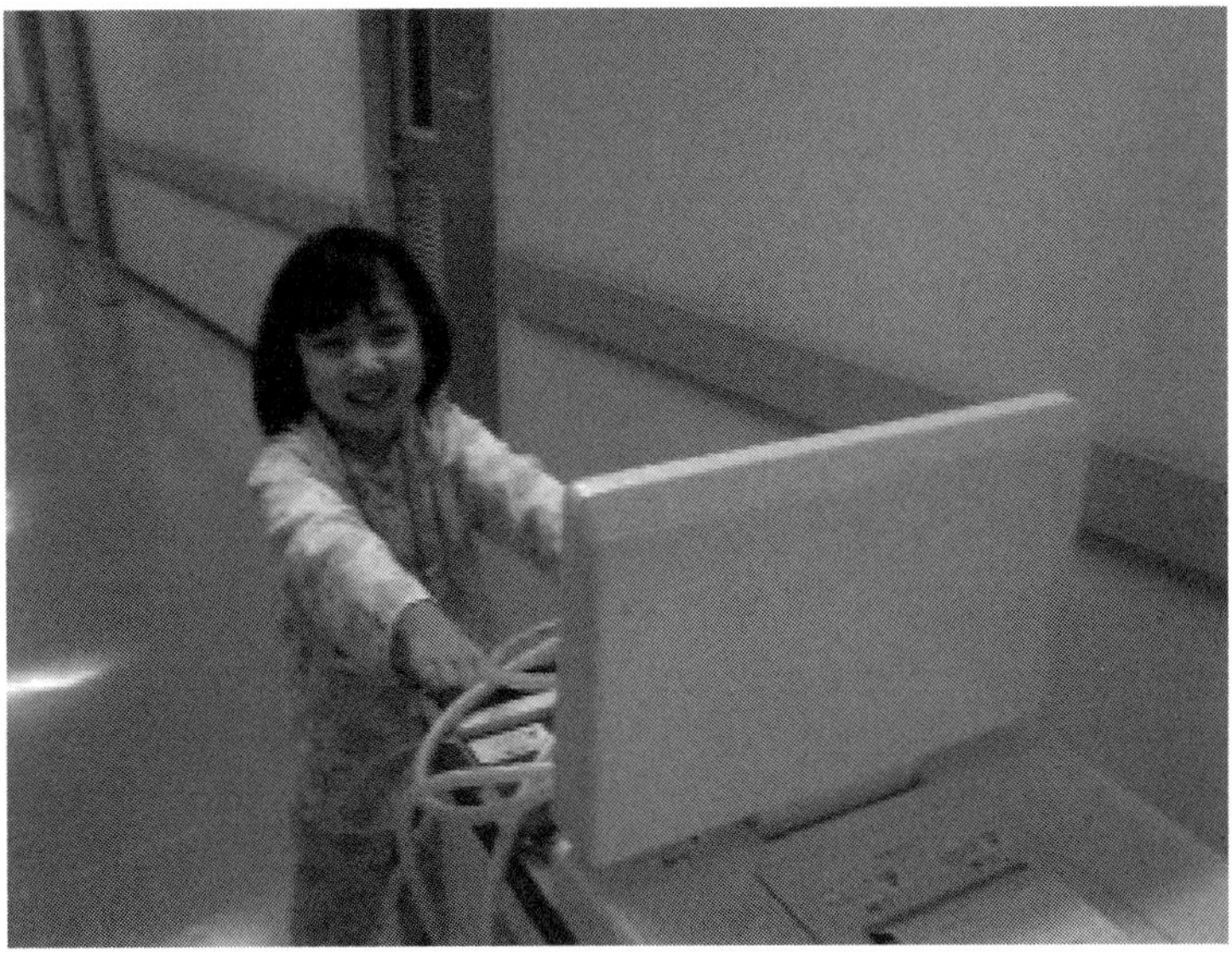

大《おお》きな駆動装置《くどうそうち》も、自分《じぶん》で押《お》して散歩《さんぽ》できるようになりました。

「このポンプはね、赤《あか》くていい血《ち》を、うちの体《からだ》に送《おく》ってくれるんやて。ここ見《み》て、ここに血栓《けっせん》があるんや。でも、これぐらいの大《おお》きさは、何《なん》ともないんやって。だから、だいじょうぶや」

ポンプの中《なか》に血栓《けっせん》らしいものを見《み》つけた美摘《みつみ》ちゃんは、深《ふか》い意味《いみ》も知《し》らず、あっけらかんと言《い》いました。お父《とう》さんは、そんな美摘《みつみ》ちゃんがとてもふびんでなりませんでした。

四月四日《しがつよっか》。

三十九度《さんじゅうくど》の熱《ねつ》が出《で》て、赤血球《せっけっきゅう》の数《かず》も

通常《つうじょう》の半分《はんぶん》になっていることがわかりました。また、ポンプの交換《こうかん》と輸血《ゆけつ》が必要《ひつよう》です。

「これまでは、ポンプ交換《こうかん》の周期《しゅうき》が一《いっ》ヵ月《かげつ》おきやったのに、二週間《にしゅうかん》おきになってる……」

お父《とう》さんとお母《かあ》さんは、心配《しんぱい》そうに顔《かお》を見合《みあ》わせました。ドイツへの渡航《とこう》まで、できるかぎり、よい状態《じょうたい》が続《つづ》くよう願《ねが》うしかありませんでした。

みんなの願《ねが》い

「みつみちゃんを救《すく》う会《かい》」を立《た》ち上《あ》げてから、週末《しゅうまつ》ごとにボランティアの人《ひと》たちが街頭募金《がいとうぼきん》を続《つづ》けています。岩出市《いわでし》だけではなく、泉佐野市《いずみさのし》、和歌山駅周辺《わかやまえきしゅうへん》、そして、大阪駅前《おおさかえきまえ》でも募金《ぼきん》をしています。

四月二十四日《しがつにじゅうよっか》。募金《ぼきん》をはじめて約一ヵ月半《やくいっかげつはん》の集計《しゅうけい》で、七千万円《ななせんまんえん》を突破《とっぱ》したことがわかりました。

「目標金額《もくひょうきんがく》に達《たっ》するのは、まだまだかかると思《おも》ってたのに……ありがたいことや。何《なん》と言《い》うて感謝《かんしゃ》したらええんか……」

お父《とう》さんとお母《かあ》さんはほっと胸《むね》をなでおろしました。

「ねえ、ママ、ドイツに行《い》くの、お兄《にい》ちゃんもいっしょ?」

「いや、お兄《にい》ちゃんは留守番《るすばん》や。おばあちゃんの家《いえ》で待《ま》っとるって」

「そう……そうやな。衣梨奈《えりな》ちゃんも侑未佳《ゆみか》ちゃんも、いてるし……学校《がっこう》かて休《やす》みたくないもんなあ」

お父《とう》さんとお母《かあ》さんは、最初《さいしょ》は一真君《かずまくん》を連《つ》れて行《い》こうとも思《おも》いましたが、どれだけ長《なが》く滞在《たいざい》するのかわからないこと、美摘《みつみ》ちゃんにかかりっきりになると、あまり面倒《めんどう》をみられなくなることも考《かんが》え、三人《さんにん》で渡航《とこう》することにしました。

けれども、心配《しんぱい》はいりません。すぐ向《む》かいのおじいちゃんとおばあちゃんの家《いえ》には、いとこのお姉《ねえ》ちゃんも二人《ふたり》います。小《ちい》さいときから、一真君《かずまくん》は自分《じぶん》の家《いえ》のように行《い》き来《き》しているので、安心《あんしん》して面倒《めんどう》をみてもらえます。

「お兄《にい》ちゃんのためにも、はよう元気《げんき》になろうな」

「うん、そやな」

美摘《みつみ》ちゃんも、ドイツに行《い》くのを心待《こころま》ちにしています。

五月十二日《ごがつじゅうににち》。

渡航《とこう》を一週間後《いっしゅうかんご》にひかえた日《ひ》、美摘《みつみ》ちゃんは十回目《じゅっかいめ》のポンプ交換《こうかん》をしました。

「あと一週間《いっしゅうかん》……このままの状態《じょうたい》でいてほしい……どうか、このままで」

ドイツに行《い》くには、飛行機《ひこうき》の長旅《ながたび》になります。今《いま》のままのいい状態《じょうたい》で飛行機《ひこうき》に乗《の》せたいと、お父《とう》さんとお母《かあ》さんは美摘《みつみ》ちゃんの様子《ようす》に細心《さいしん》の注意《ちゅうい》を払《はら》いながら見《み》守《まも》っていました。

出発《しゅっぱつ》が刻々《こくこく》と近《ちか》づき、お父《とう》さんが中央小学校《ちゅうおうしょうがっこう》に行《い》って、美摘《みつみ》ちゃんへの贈《おく》りものをもらって来《き》てくれました。

「みーちゃんに元気《げんき》になってほしくて、二年生《にねんせい》のみんなで書《か》いてくれたんやて」

お父《とう》さんが、色《いろ》とりどりの紙《かみ》に書《か》かれた作品《さくひん》を、ベッドの上《うえ》に広《ひろ》げました。

二年生《にねんせい》のひとりひとりがメッセージを寄《よ》せてくれたのです。気持《きも》ちがこもった贈《おく》りものに、美摘《みつみ》ちゃんはごきげんです。

また、中央小学校《ちゅうおうしょうがっこう》では、各学年《かくがくねん》ごとに絵本《えほん》やオセロなどのゲームを手作《てづく》りしたり、ビデオレターをまとめたり、千羽鶴《せんばづる》を折《お》ったりしました。それを児童会《じどうかい》の会長《かいちょう》や副《ふく》会長《かいちょう》の児童《じどう》たちがまとめて、「救《すく》う会《かい》」の事務所《じむしょ》まで届《とど》けてくれました。

渡航移植《とこういしょく》について全校《ぜんこう》の子《こ》どもたちに知《し》らせ、励《はげ》ましの作品作《さくひんづく》りがよびかけられたことは、美摘《みつみ》ちゃんだけではなく、留守番《るすばん》をする五年生《ごねんせい》のお兄《にい》ちゃんをも勇気《ゆうき》づけてくれることになりました。

学校全体《がっこうぜんたい》で美摘《みつみ》ちゃんを支援《しえん》する環境《かんきょう》を整《ととの》え、いろいろと配慮《はいりょ》してくれた安居校《やすいこう》長先生《ちょうせんせい》はじめ先生方《せんせいがた》に、お父《とう》さんとお母《かあ》さんは感謝《かんしゃ》の気持《きも》ちでいっぱいです。

お母《かあ》さんの携帯電話《けいたいでんわ》には、毎日毎日《まいにちまいにち》、たくさんの人《ひと》からメッセージが寄《よ》せられました。

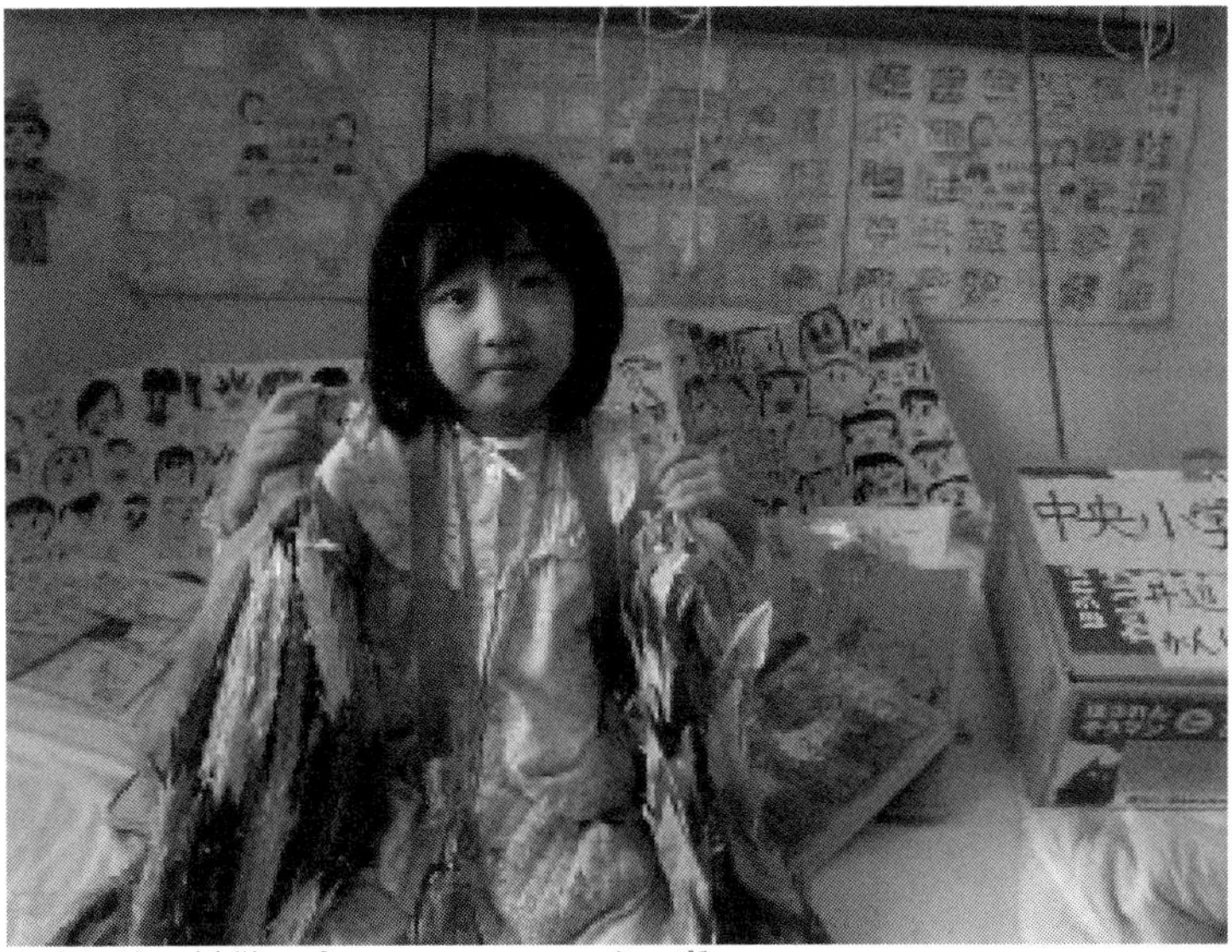

小学校《しょうがっこう》の友達《ともだち》が絵《え》やメッセージ、折《お》り鶴《づる》をプレゼントしてくれました。

母方《ははかた》のおじいちゃん（寺田俊文《てらだとしふみ》さん）は、何度《なんど》か病院《びょういん》にお見舞《みま》いに行《い》こうとしましたが、とうとう、出発前《しゅっぱつまえ》には美摘《みつみ》ちゃんに会《あ》うことができませんでした。

「みーちゃんに伝《つた》えといてくれるか。おじいちゃん、待《ま》ってるでーって。みーちゃんが元気《げんき》になって帰《かえ》ってくるんを、楽《たの》しみに待《ま》っとるんやでって……。お見舞《みま》いに行《い》きたかったけど、行《い》けんかった……。みーちゃんの顔見《かおみ》たら、泣《な》いてしまうからなあ……涙見《なみだみ》せたら、あかん思《おも》うてなー」

電話《でんわ》から聞《き》こえるおじいちゃんの声《こえ》は、途切《とぎ》れがちです。

孫《まご》の美摘《みつみ》ちゃんに泣《な》き顔《がお》を見《み》せられないと思《おも》ったおじいちゃんは、会《あ》いたくても、がまんせざるを得《え》ませんでした。

美摘《みつみ》ちゃんを心配《しんぱい》してくれる母方《ははかた》と父方《ちちかた》のおじいちゃん、おばあちゃん。美摘《みつみ》ちゃんが生《う》まれてからずっと、いろいろな形《かたち》で応援《おうえん》してきてくれた四人《よにん》です。年老《としお》いた四人《よにん》がこんなにつらい思《おも》いをしていることを知《し》って、お父《とう》さんとお母《かあ》さんの心《こころ》は一層《いっそう》つらくなるのでした。

「救《すく》う会《かい》」の人《ひと》たちや勤《つと》め先《さき》の人《ひと》たち、知《し》り合《あ》いからも次々《つぎつぎ》に電話《でんわ》が来《き》ました。

「お父《とう》さん、お母《かあ》さんも、くれぐれも体《からだ》に気《き》をつけてくださいね」

みんな、まるで家族《かぞく》のように気遣《きづか》ってくれます。たくさんの人《ひと》たちから励《はげ》ましの言葉《ことば》をかけてもらい、お父《とう》さんとお母《かあ》さんは、改《あらた》めて人《ひと》の心《こころ》の温《あたた》かさに胸《むね》がいっぱいになりました。

飛《ひ》行《こう》機《き》に夢《ゆめ》乗《の》せて

五月十八日《ごがつじゅうはちにち》。

いよいよドイツに出発《しゅっぱつ》する日《ひ》がやって来《き》ました。

まず、阪大病院《はんだいびょういん》から伊丹空港《いたみくうこう》に、借《か》り上《あ》げた救急車《きゅうきゅうしゃ》で向《む》かいます。その後《ご》、飛行《ひこう》機《き》で成田空港《なりたくうこう》に向《む》かい、三時間《さんじかん》ほど待機《たいき》したあと、ドイツ行《い》きの飛行機《ひこうき》に乗《の》ります。

美摘《みつみ》ちゃんは顔色《かおいろ》もよく、とても気分《きぶん》がよさそうです。阪大病院《はんだいびょういん》に入院《にゅういん》してから、約八ヵ月《やくはちかげつ》ぶりに病院《びょういん》の外《そと》へ出《で》られました。それも、パジャマではなく、普通《ふつう》の洋服《ようふく》を着《き》ていられるのです。うれしいはずです。周囲《しゅうい》の心配《しんぱい》をよそに、にこやかな顔《かお》を見《み》せています。

「あ、ここは歩《ある》けますから、だいじょうぶですよ」

ストレッチャーを用意《ようい》してくれた航空会社《こうくうがいしゃ》のスタッフに、福嶌先生《ふくしませんせい》が声《こえ》をかけました。短《みじか》い距離《きょり》であれば、自分《じぶん》で歩《ある》けるほど、体調《たいちょう》がいいようです。

お父《とう》さんとお母《かあ》さんは、ここまで無事《ぶじ》にこぎつけたことでほっとするとともに、フランクフルトまでの十三時間《じゅうさんじかん》を、何事《なにごと》もなくすごせるよう、祈《いの》る気持《きも》ちでいっぱいでした。

「どうか、無事《ぶじ》に、ドイツに着《つ》けますように」

飛行機《ひこうき》に乗《の》れば、健康《けんこう》な人《ひと》でも、急激《きゅうげき》な気圧《きあつ》の変化《へんか》で、血液《けつえき》の酸素濃度《さんそのうど》が下《さ》がると言《い》われています。ごく健康《けんこう》な人《ひと》であれば、体調《たいちょう》に影響《えいきょう》を与《あた》えることがないようなことでも、今《いま》の美摘《みつみ》ちゃんにとっては、不安《ふあん》のひとつとなります。

機内《きない》では九席分《きゅうせきぶん》の座席《ざせき》に簡易《かんい》ベッドが置《お》かれ、六席分《ろくせきぶん》には補助人工心臓《ほじょじんこうしんぞう》の駆動装《くどうそう》置《ち》、医療器具《いりょうきぐ》などが置《お》かれています。そして、美摘《みつみ》ちゃんのベッドの横《よこ》には、通路《つうろ》をはさんで秦先生《はたせんせい》と市川先生《いちかわせんせい》、看護師《かんごし》の内海《うつみ》さんが座《すわ》りました。

（阪大病院：内海牧子さん提供）

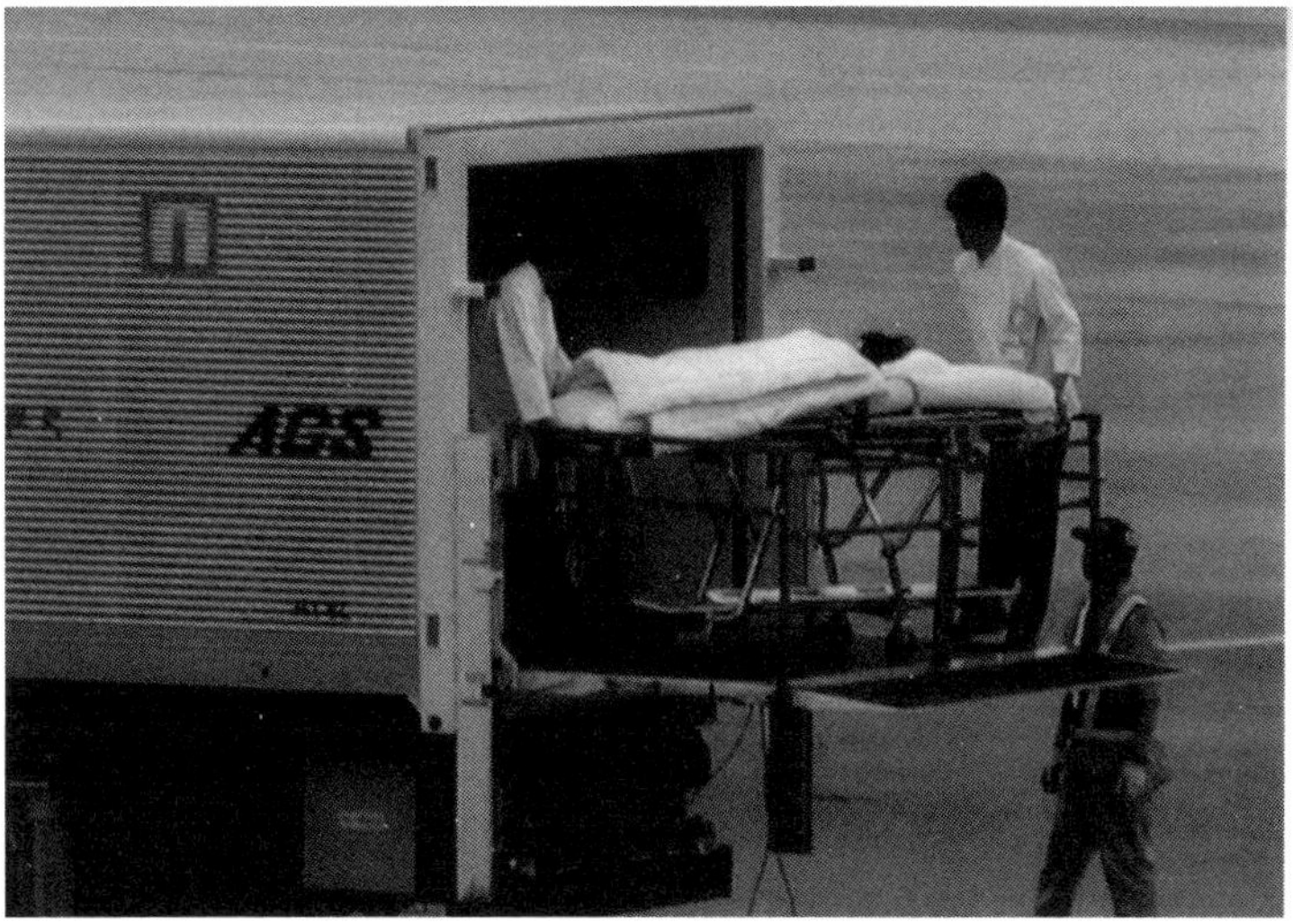

美摘《みつみ》ちゃんはストレッチャーに乗《の》ったまま専用車《せんようしゃ》から飛行機《ひこうき》へ。

さらに、機材《きざい》の後《うし》ろにはお父《とう》さんとお母《かあ》さんの席《せき》と、予備《よび》として、もう一席《いっせき》。これは、美摘《みつみ》ちゃんがお父《とう》さんとお母《かあ》さんのそばにも来《こ》られるように用意《ようい》されたもので、合計二十五席《ごうけいにじゅうごせき》が確保《かくほ》されていました。

美摘《みつみ》ちゃんを乗《の》せた飛行機《ひこうき》、日本航空四《にほんこうくうよん》〇七便《ひゃくななびん》は午後一時《ごごいちじ》、たくさんの人《ひと》たちの祈《いの》りもいっしょに乗《の》せて、ドイツへと飛《と》び立《た》ちました。

「それにしても、こんなに体調《たいちょう》のええときに、飛行機《ひこうき》に乗《の》れて本当《ほんとう》によかった」

「よう、ここまでこぎつけたな」

「帰《かえ》りの飛行機《ひこうき》に乗《の》るときは、あのチューブがとれてるんや……」

お父《とう》さんもお母《かあ》さんも、ドイツで受《う》ける移植手術《いしょくしゅじゅつ》への期待《きたい》がふくらみました。また、美摘《みつみ》ちゃんが世話《せわ》になった人《ひと》、そして、渡航《とこう》に協力《きょうりょく》してくれた人《ひと》たちに、感謝《かんしゃ》してもしきれない思《おも》いがしました。

「秦先生《はたせんせい》が、動《うご》いてもだいじょうぶやて」

美摘《みつみ》ちゃんは機内《きない》で、補助人工心臓《ほじょじんこうしんぞう》の機械《きかい》につながったチューブが届《とど》く範囲《はんい》で、動《うご》くことができました。五《ご》メートルほど離《はな》れたお父《とう》さんとお母《かあ》さんの隣《となり》の席《せき》まで来《き》て、トランプをしたり、音楽《おんがく》を聞《き》いたりしています。初《はじ》めての飛行機《ひこうき》なのに、とてもリラックスして、楽《たの》しんでいるように見《み》えました。

心臓移植《しんぞういしょく》を受《う》けるために渡航《とこう》する人《ひと》の中《なか》には、人工呼吸器《じんこうこきゅうき》をつけたり、点滴《てんてき》をしたりして、寝《ね》たきりの状態《じょうたい》で乗《の》る人《ひと》も少《すく》なくありません。美摘《みつみ》ちゃんが、最《もっと》も体調《たいちょう》のいいときに渡航《とこう》できたことが、奇跡《きせき》のようにも思《おも》えました。

実《じつ》は、ドイツに行《い》くことが決《き》まってからも、美摘《みつみ》ちゃんには、移植手術《いしょくしゅじゅつ》をすることは伏《ふ》せていました。

美摘《みつみ》ちゃんはまだ七才《ななさい》。真実《しんじつ》をすべて伝《つた》えるべきか、そうでなければ、どう説明《せつめい》すべきか、お父《とう》さんとお母《かあ》さんは悩《なや》んでいました。心臓移植《しんぞういしょく》やドナーについて説明《せつめい》しても、なかなか理解《りかい》できないのではないかと思《おも》ったのです。

ただでさえ、つらい病気《びょうき》に耐《た》え、不安《ふあん》を感《かん》じているのに、これ以上《いじょう》、混乱《こんらん》させたくないと思《おも》いました。これは、お医者《いしゃ》さんにも相談《そうだん》して決《き》めたことです。

美摘《みつみ》ちゃんには、ドイツの病院《びょういん》に行《い》く理由《りゆう》を、補助人工心臓《ほじょじんこうしんぞう》の機械《きかい》をはずすためだと伝《つた》えることにしました。

「みーちゃんの心臓《しんぞう》、なかなかようなれへんの。その機械《きかい》をはずすには、ドイツに行《い》かなあかんのや。でも、パパもママもいっしょに行《い》くんやから、心配《しんぱい》せんでもええよ」

「機械《きかい》にしばられない生活《せいかつ》」は、美摘《みつみ》ちゃんにとっての夢《ゆめ》でした。その手術《しゅじゅつ》を受《う》けるためにドイツに行《い》くこと、機械《きかい》をはずしたら家《いえ》にも帰《かえ》れるし、学校《がっこう》にも行《い》けるのだからと、美摘《みつみ》ちゃんに告《つ》げたのです。

この先《さき》、本当《ほんとう》のことを伝《つた》えなければならない日《ひ》が来《く》るはずです。美摘《みつみ》ちゃんが元《げん》気《き》になって、移植手術《いしょくしゅじゅつ》についても、そして、ドナーについても理解《りかい》できるときが来《き》たら、きちんと教《おし》えてあげようと思《おも》っていました。

バード・ユーンハウゼン心《しん》臓《ぞう》病《びょう》センター

飛行機《ひこうき》は五月十九日朝《ごがつじゅうくにちあさ》、無事《ぶじ》にフランクフルトに到着《とうちゃく》しました。

特別《とくべつ》に機内《きない》で入国手続《にゅうこくてつづ》きなどを済《す》ませ、乗《の》ったときと同《おな》じようにストレッチャーのままリフトで降《お》ろされ、滑走路《かっそうろ》で待《ま》ちかまえていた救急車《きゅうきゅうしゃ》に乗《の》りこみました。

そして、フランクフルト市《し》の北西《ほくせい》に位置《いち》するパド・オイエンハウゼン市《し》のバード・ユーンハウゼン心臓病《しんぞうびょう》センターに向《む》かいました。病院《びょういん》に着《つ》いたのは、阪大病院《はんだいびょういん》を出発《しゅっぱつ》してから、約二十二時間後《やくにじゅうにじかんご》。ほとんど丸一日《まるいちにち》かかったことになります。

一九八四年《ねん》に開設《かいせつ》されたこの心臓病《しんぞうびょう》センターは、世界《せかい》で最《もっと》も手術数《しゅじゅつすう》の多《おお》い心臓病《しんぞうびょう》専門病院《せんもんびょういん》として知《し》られています。

心臓外科《しんぞうげか》の手術室《しゅじゅつしつ》が六室《ろくしつ》あり、一室《いっしつ》あたり一日《いちにち》に三回《さんかい》の手術《しゅじゅつ》が行《おこ》なわれています。心臓手術《しんぞうしゅじゅつ》を受《う》ける患者《かんじゃ》さんが毎日二十人《まいにちにじゅうにん》、年間《ねんかん》にすると、約六千人《やくろくせんにん》もいます。心臓移植《しんぞういしょく》や人工心臓《じんこうしんぞう》の分野《ぶんや》でも世界的《せかいてき》に有名《ゆうめい》で、一九九一年《ねん》には年間《ねんかん》に百四十八《ひゃくよんじゅうはち》例《れい》の心臓移植《しんぞういしょく》を行《おこ》ない、世界最多《せかいさいた》を記録《きろく》しました。

スタッフはドイツ人《じん》のほかに日本《にほん》、ギリシャ、ポーランド、オランダ、エジプトなど、さまざまな国《くに》の出身者《しゅっしんしゃ》がいて、さらに、インドネシア、シリア、日本《にほん》など世《せ》界各国《かいかっこく》から多《おお》くのお医者《いしゃ》さんが研修《けんしゅう》に来《き》ています。

病院《びょういん》の建物《たてもの》の外壁《がいへき》は白《しろ》ですが、ところどころにカラフルな色《いろ》が入《はい》っていて、病院《びょういん》とは思《おも》えないほど、明《あか》るいイメージです。

（ここで、みーちゃんの移植《いしょく》が行《おこ》なわれるんや……）

ようやく着《つ》いたという安《あん》ど感《かん》と、いよいよ移植手術《いしょくしゅじゅつ》をするのだという不安感《ふあんかん》とが

（阪大病院：内海牧子さん提供）

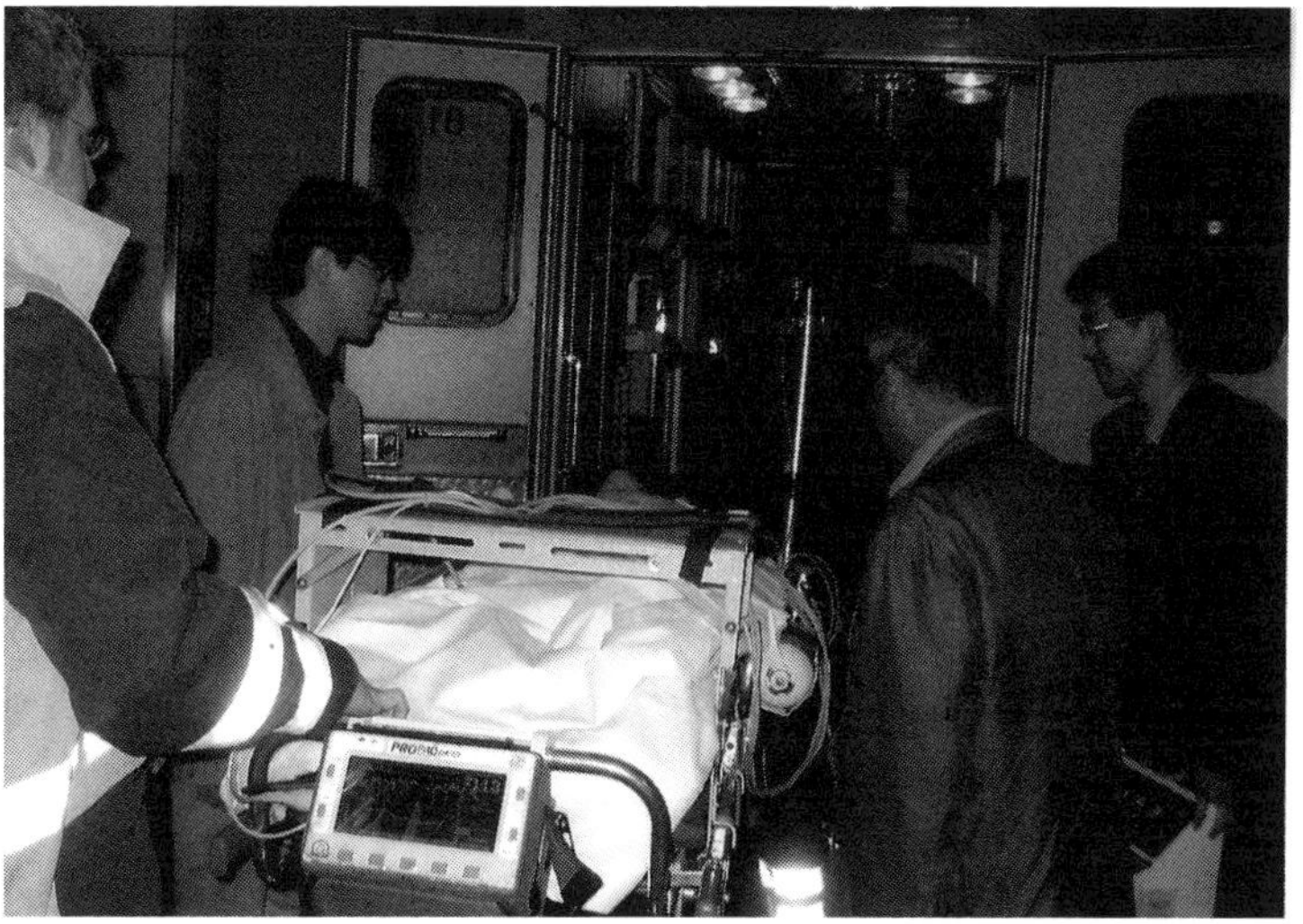

ドイツの病院《びょういん》に到着《とうちゃく》し、救急車《きゅうきゅうしゃ》から病院内《びょういんない》へ向《む》かう美摘《みつみ》ちゃん。
右《みぎ》から秦先生《はたせんせい》、お父《とう》さん、出迎《でむか》えてくれた医師《いし》の鈴木先生《すずきせんせい》。

入《い》り交《ま》じり、お父《とう》さんとお母《かあ》さんは胸《むね》がいっぱいです。

病院《びょういん》では、すぐに精密検査《せいみつけんさ》が行《おこ》なわれました。

副院長《ふくいんちょう》の南和友先生《みなみかずともせんせい》は、ドイツに来《き》てから三十年《さんじゅうねん》になり、この病院《びょういん》の創立《そうりつ》から関《かか》わっています。これまでに手《て》がけた心臓手術《しんぞうしゅじゅつ》は、驚《おどろ》くべき数《かず》の約二万《やくにまん》例《れい》。そのうち、心臓移植《しんぞういしょく》は千五百例《せんごひゃくれい》にもおよぶという、心臓外科《しんぞうげか》の世界的権威《せかいてきけんい》として知《し》られています。

「お父《とう》さん、お母《かあ》さん、さあ、こちら

にどうぞ」

南先生《みなみせんせい》によばれたお父《とう》さんとお母《かあ》さんは、何《なに》か問題《もんだい》があったらどうしようか、移《い》植《しょく》ができないなんて言《い》われたらどうしようかと、緊張《きんちょう》していました。

「思《おも》ったより元気《げんき》なので、びっくりしました。もう、心配《しんぱい》しなくていいですよ。美《み》摘《つみ》ちゃん、だいじょうぶですよ」

南先生《みなみせんせい》はお父《とう》さんとお母《かあ》さんの不安《ふあん》を和《やわ》らげようと、にこやかに説明《せつめい》してくれました。心臓《しんぞう》外科《げか》の分野《ぶんや》で南先生《みなみせんせい》を超《こ》える実績《じっせき》を持《も》つ人《ひと》はいないと言《い》われています。そんな南先生《みなみせんせい》が太鼓判《たいこばん》を押《お》してくれたのです。

その自信《じしん》に満《み》ちた言葉《ことば》に、お父《とう》さんもお母《かあ》さんも「この先生《せんせい》にお任《まか》せすれば、みーちゃんは、きっとよくなる。きっと助《たす》けてもらえる」と確信《かくしん》できました。急《きゅう》に目《め》の前《まえ》が明《あか》るく開《ひら》けたような気《き》がしました。

病院《びょういん》の中《なか》の雰囲気《ふんいき》も和《なご》やかで、何《なに》よりも、スタッフが生《い》き生《い》きと働《はたら》いており、そのせいか、患者《かんじゃ》さんたちの表情《ひょうじょう》も明《あか》るく感《かん》じられました。

美摘《みつみ》ちゃんを担当《たんとう》してくれるお医者《いしゃ》さんや看護師《かんごし》さん、部屋《へや》の掃除《そうじ》をしてくれる人《ひと》、食事《しょくじ》を運《はこ》んでくれる人《ひと》、どの人《ひと》もきびきびと動《うご》き、それぞれ自分《じぶん》の仕事《しごと》に誇《ほこ》りを持《も》っているのが伝《つた》わってきます。

また、患者《かんじゃ》さんをサポートするボランテイアのほか、お父《とう》さんとお母《かあ》さんのように海外《かいがい》からつきそって来《き》た家族《かぞく》の生活《せいかつ》を手助《てだす》けするボランティアもいます。慣《な》れない場所《ばしょ》で暮《く》らすための手続《てつづ》きなどを、親身《しんみ》になって手伝《てつだ》ってくれるのです。

「みーちゃんを、ここに連《つ》れて来《き》て、本当《ほんとう》によかった」

お父《とう》さんもお母《かあ》さんも、心《こころ》の底《そこ》からそう感《かん》じることができました。

また、この病院《びょういん》には、日本《にほん》の病院《びょういん》から四人《よにん》のお医者《いしゃ》さんが研修《けんしゅう》に来《き》ていて、お父《とう》さんとお母《かあ》さんのために、毎日《まいにち》のように病室《びょうしつ》を訪《おとず》れて、病状《びょうじょう》などについて説明《せつめい》をしてくれました。ドイツ語《ご》がわからない二人《ふたり》にとって心強《こころづよ》く、大《おお》きな支《ささ》えになってくれました。

なお、美摘《みつみ》ちゃんの渡航《とこう》につきそってくれた市川先生《いちかわせんせい》と看護師《かんごし》の内海《うつみ》さんは、到着《とうちゃく》して二日後《ふつかご》に日本《にほん》に帰《かえ》りました。

秦先生《はたせんせい》は美摘《みつみ》ちゃんが病院《びょういん》に落《お》ちつくのを見届《みとど》けるため、一週間滞在《いっしゅうかんたいざい》しました。

「美摘《みつみ》ちゃんは長旅《ながたび》の疲《つか》れもないようだし、だいじょうぶです。このままの状態《じょうたい》で移植手術《いしょくしゅじゅつ》が受《う》けられればいいですね。お父《とう》さんもお母《かあ》さんも、こちらでの暮《く》らしは大変《たいへん》だと思《おも》いますが、あともう少《すこ》しですから……」

「本当《ほんとう》に、何《なに》から何《なに》までお世話《せわ》になってしまって、どう感謝《かんしゃ》していいやら。本当《ほんとう》にどうもありがとうございました」

「美摘《みつみ》ちゃんが元気《げんき》に日本《にほん》に帰《かえ》って来《く》るのを、待《ま》っていますよ」

秦先生《はたせんせい》は、この病院《びょういん》のスタッフにすべてを任《まか》せ、日本《にほん》に帰国《きこく》しました。

ただひとつ、気《き》がかりなことがありました。

入院《にゅういん》したからといって、すぐに移植手術《いしょくしゅじゅつ》が受《う》けられるわけではないことです。手術《しゅじゅつ》に必要《ひつよう》な検査《けんさ》を受《う》け、審査《しんさ》が行《おこ》なわれたあと、ようやく移植待機患者《いしょくたいきかんじゃ》として登録《とうろく》されることになります。

美摘《みつみ》ちゃんの場合《ばあい》は、補助人工心臓《ほじょじんこうしんぞう》をつけているため、移植待機患者《いしょくたいきかんじゃ》リストの上《うえ》のほうに、名前《なまえ》が載《の》せられました。美摘《みつみ》ちゃんと条件《じょうけん》の合《あ》うドナーが見《み》つかれば、手術《しゅじゅつ》が行《おこ》なわれるのです。

でも、それが明日《あした》なのか、一ヵ月先《いっかげつさき》なのか、半年後《はんとしご》になるのかは、だれにもわかりません。

「一日《いちにち》でも一時間《いちじかん》でも早《はや》く」という気持《きも》ちを抑《おさ》え、じっとがまんして、その日《ひ》の来《く》るのを待《ま》つよりほかはありません。

病院《びょういん》に落《お》ちつくと、美摘《みつみ》ちゃんの日課《にっか》がだいたい決《き》まってきました。

午前中《ごぜんちゅう》は日本《にほん》から持《も》ってきたドリルやプリントの勉強《べんきょう》をしたり、昼《ひる》は日本《にほん》のDVD《ディーブイディー》を見《み》たりしています。

お父《とう》さんとお母《かあ》さんは、病院《びょういん》の近《ちか》くにアパートを借《か》りましたが、いつでも病室《びょうしつ》に入《はい》っていいことになっているので、外《そと》で用事《ようじ》があるとき以外《いがい》は、ほとんど美摘《みつみ》ちゃんといっしょにすごすことができます。

「みーちゃん、晩《ばん》ごはんが来《き》たよ」

「あ~あ、また、パンや……」

朝昼晩《あさひるばん》とパン食《しょく》が続《つづ》くと、さすがに飽《あ》きてしまうようです。でも、お皿《さら》のチキン・ナゲットのおいしそうなにおいに、ナイフとフォークを手《て》にしました。

「ダンケ　シェーン」

トレイを下《さ》げに、病室《びょうしつ》に入《はい》ってきたスタッフに向《む》かって、美摘《みつみ》ちゃんがドイツ語《ご》で「どうもありがとう」と言《い》いました。入院生活《にゅういんせいかつ》にも、病院《びょういん》のスタッフにも、だいぶ慣《な》れてきたようです。

五月末《ごがつすえ》。「みつみちゃんを救《すく》う会《かい》」の事務局《じむきょく》から、募金《ぼきん》が一億円《いちおくえん》を突破《とっぱ》したという知《し》らせが入《はい》りました。四月末《しがつすえ》に目標金額《もくひょうきんがく》の七千万円《ななせんまんえん》を達成《たっせい》したあと、街頭募金《がいとうぼきん》はしていませんでしたが、ドイツでの滞在《たいざい》が長《なが》くなったときのために、振《ふ》り込《こ》みなどによる募金《ぼきん》はまだ受《う》けつけていたのです。

「われわれがドイツに来《き》てからも、『救《すく》う会《かい》』の人《ひと》たちやボランティアの人《ひと》たちががんばってくれて……本当《ほんとう》にありがたいことや」

お父《とう》さんもお母《かあ》さんも、人《ひと》の心《こころ》の温《あたた》かさが身《み》にしみ、頭《あたま》が下《さ》がる思《おも》いがしました。

六月十二日《ろくがつじゅうににち》。

入院《にゅういん》して三週間《さんしゅうかん》がすぎました。

二日前《ふつかまえ》から、ポンプの裏《うら》に血栓《けっせん》があると言《い》われ、ポンプを交換《こうかん》することになりました。この病院《びょういん》では初《はじ》めてですが、日本《にほん》にいたときから数《かぞ》えて、十一回目《じゅういっかいめ》の交換《こうかん》となります。

お父《とう》さんとお母《かあ》さんは、日本人《にほんじん》のお医者《いしゃ》さんが来《き》てくれると通訳《つうやく》してもらえますが、病室《びょうしつ》を訪《おとず》れるスタッフと会話《かいわ》ができないため、言葉《ことば》が通《つう》じないもどかしさを感《かん》じていました。

一方《いっぽう》で、日本《にほん》とドイツの病院《びょういん》の違《ちが》いを聞《き》いたり、実際《じっさい》に美摘《みつみ》ちゃんに関《かか》わるスタッフの仕事《しごと》ぶりを見《み》たりしていると、ドイツの病院《びょういん》の環境《かんきょう》の良《よ》さに驚《おどろ》くとともに、病院《びょういん》の体制《たいせい》の違《ちが》い、移植医療《いしょくいりょう》の違《ちが》いをひしひしと感《かん》じ、複雑《ふくざつ》な気持《きも》ちになるのでした。

「日本《にほん》では、臓器移植《ぞうきいしょく》が数《かぞ》えるほどしかされてないけど、ドイツでは心臓移植《しんぞういしょく》だけでも一年《いちねん》に五百件《ごひゃっけん》、アメリカでは二千件《にせんけん》もやってるんやて。すごい数《かず》や」

「心臓移植《しんぞういしょく》というても、この病院《びょういん》では、そんなに大《おお》げさなものやのうて、ごく普通《ふつう》の手術《しゅじゅつ》のような感《かん》じなんやね。なんで、日本《にほん》とこんなに違《ちが》うんやろなあ……」

真夜中《まよなか》の移植手術《いしょくしゅじゅつ》

ドイツに来《き》てから、一《いっ》ヵ月《かげつ》がすぎました。

美摘《みつみ》ちゃんは病院《びょういん》にもすっかり慣《な》れ、お父《とう》さんとお母《かあ》さんは病院《びょういん》とアパートを往《おう》復《ふく》する毎日《まいにち》です。

六月二十四日夕方六時《ろくがつにじゅうよっかゆうがたろくじ》。

ちょうど、夕食《ゆうしょく》がはじまる時間《じかん》でした。食事《しょくじ》をとらないようにと、看護師《かんごし》さんがあわてて病室《びょうしつ》に入《はい》ってきました。移植《いしょく》が行《おこ》なわれる可能性《かのうせい》があるということでした。

「……ニュー・ハート（新《あたら》しい心臓《しんぞう》）……」

ドイツ語《ご》がわからないお父《とう》さんとお母《かあ》さんにも、その英語《えいご》の言葉《ことば》だけは、はっきりと耳《みみ》に残《のこ》りました。

「移植《いしょく》ができる！」

お父《とう》さんとお母《かあ》さんは、心臓《しんぞう》の高鳴《たかな》りをおさえることができません。

「ドナーが見《み》つかったん？」

心《こころ》から待《ま》ち望《のぞ》んでいたドナーが現《あら》われたのです。

それから一時間後《いちじかんご》、日本人《にほんじん》のお医者《いしゃ》さんが説明《せつめい》に来《き》てくれました。

「よかったですね。ドナーが見《み》つかりましたよ。今《いま》、移植《いしょく》できるかどうか、確認《かくにん》しているところです。美摘《みつみ》ちゃんのほうでも、いろいろと準備《じゅんび》をしておくことになります」

喜《よろこ》ぶ間《ま》もなく、スタッフの動《うご》きがあわただしくなりました。入《い》れかわり立《た》ちかわり、スタッフが病室《びょうしつ》に来《き》ます。美摘《みつみ》ちゃんに点滴《てんてき》がつけられ、採血《さいけつ》などがはじまりました。

その後《ご》、もう一度《いちど》、正式《せいしき》に手術《しゅじゅつ》を行《おこ》なうという知《し》らせがあり、いよいよ本格的《ほんかくてき》な準備《じゅんび》に入《はい》りました。

日付《ひづけ》が変《か》わり、二十五日午前《にじゅうごにちごぜん》〇時《れいじ》を回《まわ》りました。

手術室《しゅじゅつしつ》に入《はい》る直前《ちょくぜん》まで、そばにつきそわせてもらったお父《とう》さんとお母《かあ》さんは、美《み》摘《つみ》ちゃんに言葉《ことば》をかけます。

「みーちゃん、手術《しゅじゅつ》がはじまるよ。よかったな。ポンプの機械《きかい》をはずすんや」

「だいじょうぶ。パパもママも、ずっと待《ま》っとるからな」

「手術《しゅじゅつ》が終《お》わったら、すぐに会《あ》えるよ……」

危《あや》うく涙《なみだ》がこぼれそうになるのを、必死《ひっし》でこらえました。

お母《かあ》さんは最後《さいご》に、しぼりだすような声《こえ》で「がんばってね」と言《い》いました。言葉《ことば》にするのがせいいっぱいでした。

美摘《みつみ》ちゃんはお父《とう》さんとお母《かあ》さんの顔《かお》を見《み》て、何《なに》も言《い》わず、コクンとうなずきました。

〇時《れいじ》十五分《じゅうごふん》。美摘《みつみ》ちゃんのストレッチャーが手術室《しゅじゅつしつ》に運《はこ》ばれて行《い》きました。

「ご両親《りょうしん》はどうぞ、こちらで休《やす》んで待《ま》っていてください」

看護師《かんごし》さんに案内《あんない》されたのは、小児病棟《しょうにびょうとう》の個室《こしつ》でした。落《お》ちつこうと思《おも》っても、神経《しんけい》が高《たか》ぶってきます。美摘《みつみ》ちゃんが大変《たいへん》な手術《しゅじゅつ》を受《う》けるのですから、眠《ねむ》れるはずがありません。今《いま》、手術室《しゅじゅつしつ》で行《おこ》なわれていることが、どうしても頭《あたま》をよぎります。

美摘《みつみ》ちゃんの補助人工心臓《ほじょじんこうしんぞう》が止《と》められ、美摘《みつみ》ちゃん自身《じしん》の心臓《しんぞう》が取《と》り出《だ》されるのです。そして、ドナーの心臓《しんぞう》が美摘《みつみ》ちゃんの胸《むね》に入《い》れられ、美摘《みつみ》ちゃんの血管《けっかん》とつなぎ合《あ》わされていきます。

今《いま》、まさに、命《いのち》のリレーともよべる大変《たいへん》な手術《しゅじゅつ》を受《う》けている美摘《みつみ》ちゃんのことを思《おも》うと、とても複雑《ふくざつ》な気持《きも》ちになりました。

ドナーはどんな子《こ》どもだったのでしょう。きっと、美摘《みつみ》ちゃんと同《おな》じくらいの年《ねん》齢《れい》の子《こ》どもに違《ちが》いありません。事故《じこ》か病気《びょうき》で亡《な》くなり、その親《おや》が心臓《しんぞう》の提供《ていきょう》に同意《どうい》してくれたということなのでしょうか。

お母《かあ》さんは、これまでに何度《なんど》も、このように手術《しゅじゅつ》が終《お》わるのを待《ま》っていました。けれども、今《いま》までと何《なに》かが違《ちが》います。何《なに》か言葉《ことば》には表《あら》わすことができないような、不思議《ふしぎ》な感覚《かんかく》でした。

（たった今《いま》、ドナーとなった子《こ》どもの死《し》を見届《みとど》け、悲《かな》しんでいるお母《かあ》さんとお父《とう》さん、その家族《かぞく》がいる。その子《こ》の心臓《しんぞう》をもらって、みーちゃんの命《いのち》は続《つづ》いていく……）

お母《かあ》さんは、ドナーの親《おや》の気持《きも》ちを考《かんが》えてみました。これまで、美摘《みつみ》ちゃんの命《いのち》と向《む》き合《あ》ってきた親《おや》として、その子《こ》の両親《りょうしん》の悲《かな》しみがいたいほどわかるような気《き》がしました。

お母《かあ》さんは、ドナーの子《こ》どもの魂《たましい》が天国《てんごく》に導《みちび》かれることを、心《こころ》の中《なか》で祈《いの》るしかありませんでした。

ふと、お母《かあ》さんの頭《あたま》の中《なか》に、美摘《みつみ》ちゃんが生《う》まれたときのことがよみがえりました。

美摘《みつみ》ちゃんが生《う》まれたのは、一九九七年六月二十六日《ねんろくがつにじゅうろくにち》。

身長《しんちょう》が四十六《よんじゅうろく》センチ、体重《たいじゅう》が二千七百九十八《にせんななひゃくきゅうじゅうはち》グラムと、ほんの少《すこ》し小《ちい》さめの女《おんな》の子《こ》でしたが、よく飲《の》みよく食《た》べ、健《すこ》やかに育《そだ》ってくれました。ただ、三才年上《さんさいとしうえ》のお兄《にい》ちゃんに比《くら》べると、よく泣《な》く赤《あか》ちゃんでした。

「ママ〜、パパ〜」

「もう、この子《こ》は、いっつも泣《な》いてばかり。ほんまに、泣《な》き虫《むし》やなあ」

お母《かあ》さんやお父《とう》さんの姿《すがた》が見《み》えなくなると、すぐにポロポロと涙《なみだ》を流《なが》します。人《ひと》の目線《めせん》をとても気《き》にし、見《み》られているとわかっただけで、ぐずぐず泣《な》いてしまうほど人見知《ひとみし》りでした。

でも、恥《は》ずかしがりやだった美摘《みつみ》ちゃんも、大《おお》きくなるにつれて、お兄《にい》ちゃんがいっしょであれば、近所《きんじょ》の友達《ともだち》ともなかよく遊《あそ》べるようになりました。かくれんぼ

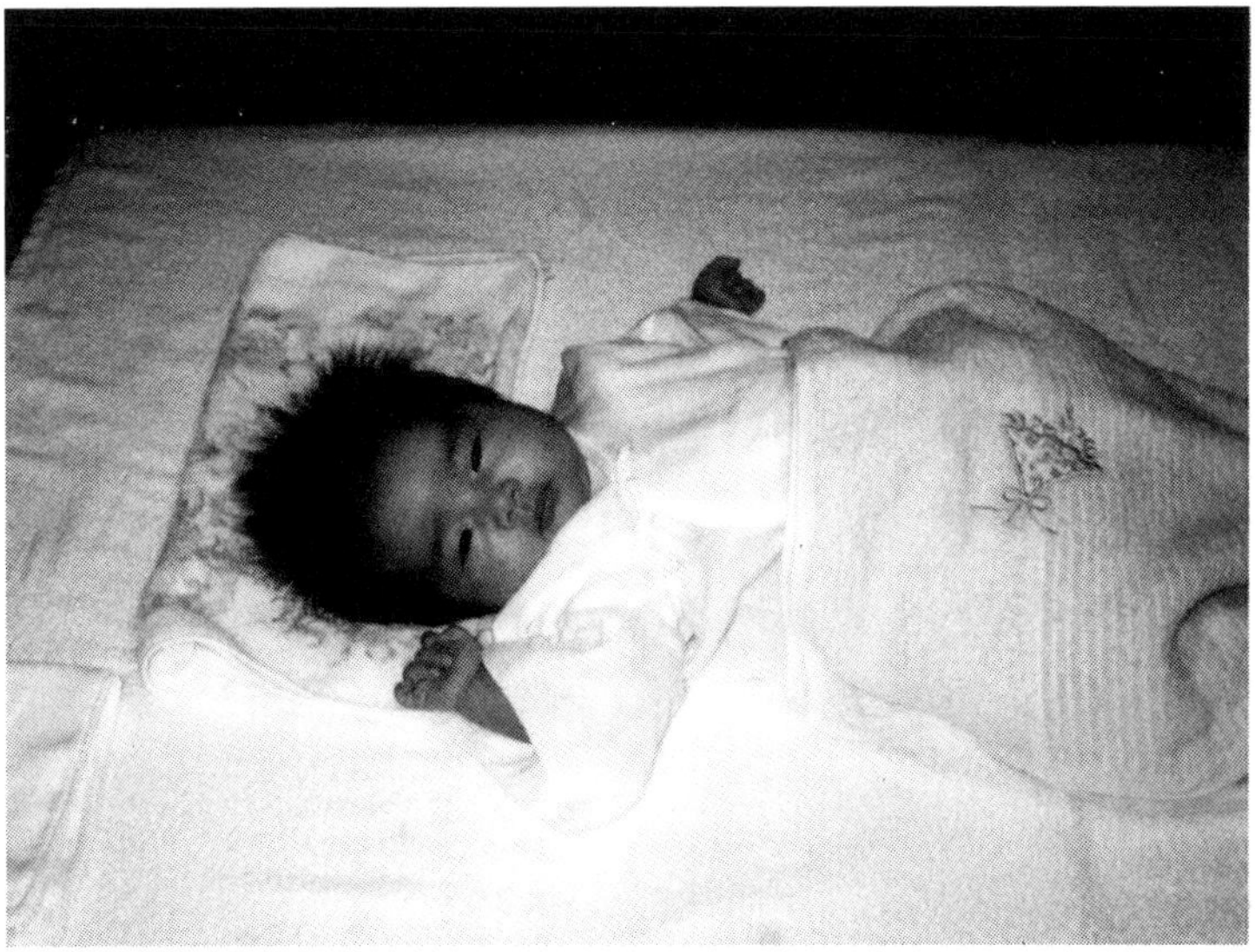
生後《せいご》1カ月《かげつ》の美摘《みつみ》ちゃん。よく飲《の》み、よく食《た》べ、よく泣《な》く赤《あか》ちゃんでした。

をしたり、おいかけっこをしたりして、だんだん明《あか》るく活発《かっぱつ》になっていきました。

「だ～るまさんが～　こ～ろんだ～」

元気《げんき》に遊《あそ》ぶ美摘《みつみ》ちゃんの声《こえ》が、遠《とお》くから聞《き》こえてきたかと思《おも》うと、耳《みみ》から離《はな》れなくなりました。

美摘《みつみ》ちゃんの泣《な》く顔《かお》、笑《わら》う顔《かお》、怒《おこ》った顔《かお》、困《こま》った顔《かお》など、さまざまな表情《ひょうじょう》が、まぶたに浮《う》かんでは消《き》えていき、いろいろな思《おも》い出《で》が走馬灯《そうまとう》のようによみがえります。

やがて、夜《よる》も更《ふ》けました。

（みーちゃんは、だいじょうぶ。絶対《ぜったい》、だいじょうぶや……）

何度《なんど》も何度《なんど》も自分《じぶん》に言《い》い聞《き》かせながら、お母《かあ》さんは無事《ぶじ》に手術《しゅじゅつ》が終《お》わるのを待《ま》ちました。

手術《しゅじゅつ》は朝六時半《あさろくじはん》に終《お》わり、美摘《みつみ》ちゃんは小児病棟《しょうにびょうとう》の集中治療室《しゅうちゅうちりょうしつ》に移《うつ》されました。

「無事《ぶじ》に終《お》わりましたよ。ご安心《あんしん》ください。経過《けいか》も順調《じゅんちょう》です」

スタッフが、にこやかに言《い》いました。

「ダンケ　シェーン、ダンケ　シェーン」

お父《とう》さんもお母《かあ》さんも涙《なみだ》をぬぐいながら、お礼《れい》の言葉《ことば》を述《の》べるのがせいいっぱいです。ただひたすら頭《あたま》を下《さ》げました。

移植手術《いしょくしゅじゅつ》が滞《とどこお》りなく終《お》わったのです。すべては、この日《ひ》のためにがんばってきたのです。

夕方六時半《ゆうがたろくじはん》、手術《しゅじゅつ》が終《お》わってから十二時間後《じゅうにじかんご》、美摘《みつみ》ちゃんはようやく麻酔《ますい》から目《め》を覚《さ》ましました。

お父《とう》さんとお母《かあ》さんがベッドの横《よこ》にいることに気《き》づいた美摘《みつみ》ちゃんの目《め》から、大《おお》粒《つぶ》の涙《なみだ》がポロポロとこぼれ落《お》ちました。見慣《みな》れない場所《ばしょ》にいることで不安《ふあん》に思《おも》ったのでしょうか。お父《とう》さんとお母《かあ》さんの顔《かお》を見《み》てほっとしたのでしょうか。そんな美《み》摘《つみ》ちゃんに、お父《とう》さんとお母《かあ》さんもまた涙《なみだ》がこみあげてきます。

「よう、がんばったな。ポンプがはずれたよ」

「みーちゃん、えらかったな。ひとりで、ようがんばった」

美摘《みつみ》ちゃんはお父《とう》さんとお母《かあ》さんの顔《かお》を見《み》つめながら、しゃくりあげています。

補助人工心臓《ほじょじんこうしんぞう》をはずすという美摘《みつみ》ちゃんの夢《ゆめ》が、やっとかなえられたのです。

麻酔《ますい》から目《め》を覚《さ》ましたこの時刻《じこく》は、日本《にほん》では二十六日《にじゅうろくにち》の午前一時《ごぜんいちじ》を回《まわ》ったところ。

ドイツと日本《にほん》は七時間《ななじかん》の時差《じさ》があるため、日本《にほん》ではちょうど日付《ひづけ》が変《か》わり、美摘《みつみ》ちゃんの八才《はっさい》の誕生日《たんじょうび》になっていました。

ドナーからもらった心臓《しんぞう》が美摘《みつみ》ちゃんの体《からだ》の中《なか》で脈打《みゃくう》ち、美摘《みつみ》ちゃんが目《め》を覚《さ》ました時間《じかん》、まさに生《う》まれ変《か》わったときが、美摘《みつみ》ちゃんの誕生日《たんじょうび》と同《おな》じ日《ひ》でした。この日《ひ》に合《あ》わせてドナーが現《あら》われたのは、神様《かみさま》がそうしてくださったのでしょうか。

「みーちゃんが生《う》まれた日《ひ》と、同《おな》じやなんて……」

運命《うんめい》のめぐりあわせに、お父《とう》さんもお母《かあ》さんも信《しん》じられない思《おも》いで、胸《むね》が震《ふる》えました。

神様《かみさま》が導《みちび》いてくださったに違《ちが》いありません。そうでなければ、こんな奇遇《きぐう》なことは信《しん》じられません。人《ひと》の力《ちから》のおよばない、何《なに》か大《おお》きな力《ちから》が働《はたら》き、奇跡《きせき》が起《お》きたのだという気《き》がしてなりませんでした。

退院《たいいん》、そして、再入院《さいにゅういん》へ

美摘《みつみ》ちゃんの手術《しゅじゅつ》の成功《せいこう》を聞《き》いたスタッフが、入《い》れかわり立《た》ちかわり、お父《とう》さんとお母《かあ》さんに会《あ》いに来《き》ては、「おめでとう」と言《い》いながら、「ハッピー・バースデー」と書《か》いたカードを手渡《てわた》してくれました。

手術後《しゅじゅつご》、二十四時間《にじゅうよじかん》が経《た》ちましたが、美摘《みつみ》ちゃんの経過《けいか》は順調《じゅんちょう》です。ヨーグルトとチョコレートを少《すこ》し口《くち》にして、水《みず》も少《すこ》し飲《の》みました。

二時間《にじかん》おきに、点滴《てんてき》の量《りょう》、尿《にょう》の量《りょう》、血圧《けつあつ》、体温《たいおん》などが調《しら》べられ、エコー検査《けんさ》も行《おこ》なわれています。また、血液検査《けつえきけんさ》は四時間《よじかん》ごとに続《つづ》けられています。

その後《ご》も、特《とく》に問題《もんだい》は見当《みあ》たらず、美摘《みつみ》ちゃんは順調《じゅんちょう》に回復《かいふく》しています。

手術《しゅじゅつ》から五日後《いつかご》には、部屋《へや》の中《なか》を少《すこ》し歩《ある》けるようになりました。リハビリのはじまりです。

十日後《とおかご》には、集中治療室《しゅうちゅうちりょうしつ》から小児病棟《しょうにびょうとう》へ移《うつ》りました。移植手術《いしょくしゅじゅつ》を受《う》けたとは思《おも》えないほどの、めざましい回復《かいふく》ぶりです。

そして、七月二十二日《しちがつにじゅうににち》。

手術《しゅじゅつ》から三週間後《さんしゅうかんご》、いよいよ退院《たいいん》の日《ひ》がやってきました。

「ああ、雨《あめ》や……でも、うち、歩《ある》けるよ。歩《ある》いて行《い》きたい」

外《そと》は小雨《こさめ》が降《ふ》っていましたが、退院《たいいん》してワクワクしている美摘《みつみ》ちゃんには、まったく気《き》になりません。

この一年間《いちねんかん》、ほぼ病院《びょういん》の中《なか》だけで暮《く》らしてきました。この日《ひ》をずっと楽《たの》しみにしてきたのです。

美摘《みつみ》ちゃんは病院《びょういん》の玄関《げんかん》に立《た》つと、外《そと》の澄《す》んだ空気《くうき》を胸《むね》いっぱいに吸《す》いました。

そして、しっかりした足取《あしど》りで一歩一歩《いっぽいっぽ》、お父《とう》さんとお母《かあ》さんといっしょに、アパー

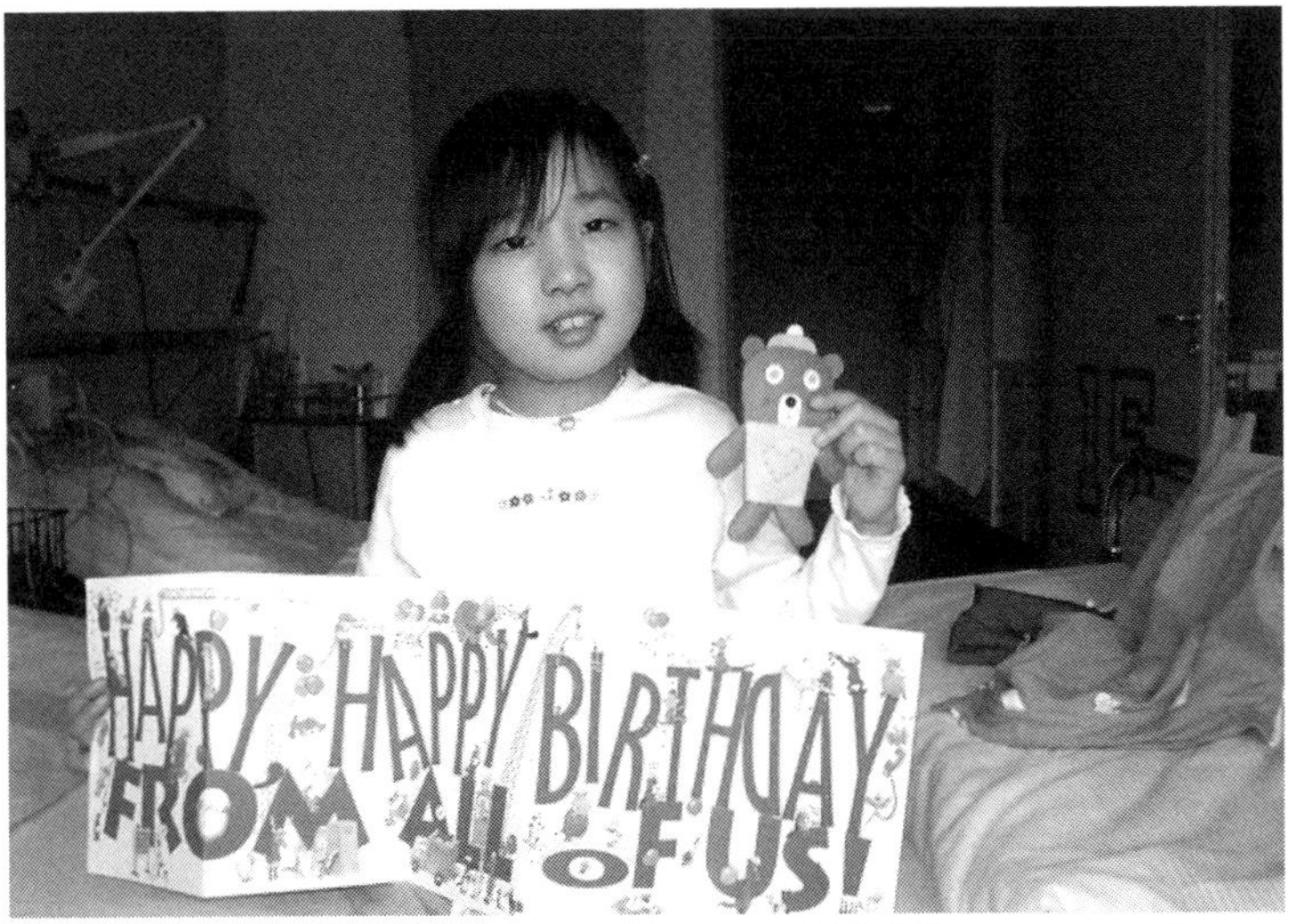

移植手術後《いしょくしゅじゅつご》2週間《しゅうかん》。日本《にほん》から送られてきた誕生日《たんじょうび》のカードを手《て》に。

トに向《む》かって歩《ある》き出《だ》しました。

退院《たいいん》してから四日後《よっかご》。退院後《たいいんご》、初《はじ》めての検査《けんさ》の日《ひ》です。

「エコー検査《けんさ》で、肺《はい》に水《みず》がたまっているのがわかりました。すぐに入院《にゅういん》していただきます。しばらく様子《ようす》をみましょう」

再《ふたた》び入院《にゅういん》することが決《き》まりました。ようやく退院《たいいん》して、アパート暮《ぐ》らしをはじめたのもつかの間《ま》、また病院《びょういん》にもどることになってしまったのです。

「みーちゃん、また入院《にゅういん》やて……」

調子《ちょうし》がよく元気《げんき》そうに見《み》えていたので、お父《とう》さんとお母《かあ》さんはショックを隠《かく》し切《き》れません。

しばらく点滴《てんてき》や薬《くすり》による治療《ちりょう》で様子《ようす》をみることになりましたが、血圧《けつあつ》も脈拍数《みゃくはくすう》も上昇《じょうしょう》したため、点滴《てんてき》をやめて、血圧《けつあつ》を下《さ》げる薬《くすり》の量《りょう》を増《ふ》やすことにしました。

幸《さいわ》いなことに、その後《ご》、大事《だいじ》にはいたらず、一週間後《いっしゅうかんご》には肺《はい》にたまった水《みず》も減《へ》り、血圧《けつあつ》も落《お》ちついてきました。

美摘《みつみ》ちゃんは顔色《かおいろ》もよく元気《げんき》ですが、病室《びょうしつ》から出《で》られなくなって、退屈《たいくつ》そうです。入院《にゅういん》が長《なが》くなったらどうしようかと、美摘《みつみ》ちゃん自身《じしん》も不安《ふあん》を感《かん》じていました。

「イチ、ニー、サー？」

「ちがう、ちがう。サン、サン」

美摘《みつみ》ちゃんの病室《びょうしつ》から、笑《わら》い声《ごえ》が聞《き》こえています。

美摘《みつみ》ちゃんがドイツ人《じん》の看護師《かんごし》さんに日本語《にほんご》を教《おし》え、美摘《みつみ》ちゃんもドイツ語《ご》の数《かぞ》え方《かた》を習《なら》っています。

「アイン、ツヴァイ、ドゥライ……」

「アイン、ツヴァイ、ドーライ?」

看護師《かんごし》さんともすっかり打《う》ち解《と》けて、美摘《みつみ》ちゃんの表情《ひょうじょう》も豊《ゆた》かです。水《みず》がたまっていた肺《はい》の状態《じょうたい》も、よくなりつつありました。

八月四日《はちがつよっか》。再入院《さいにゅういん》して十日後《とおかご》。経過《けいか》が順調《じゅんちょう》なので、「仮退院《かりたいいん》」の許可《きょか》が出《で》ました。でも、定期的《ていきてき》に通院《つういん》が必要《ひつよう》で、油断《ゆだん》はできません。


このように、移植手術《いしょくしゅじゅつ》が無事《ぶじ》に成功《せいこう》しても、それで終《お》わりではありません。しばらくは拒絶反応《きょぜつはんのう》があるかどうかの、細《こま》かい検査《けんさ》を続《つづ》けなければなりません。

また、移植患者《いしょくかんじゃ》は手術後《しゅじゅつご》、かなりの量《りょう》の薬《くすり》を飲《の》まなければなりません。美摘《みつみ》ちゃんは、手術後一ヵ月目《しゅじゅつごいっかげつめ》には、朝八時《あさはちじ》に七種類《ななしゅるい》、昼二時《ひるにじ》に三種類《さんしゅるい》、夜八時《よるはちじ》に六種類《ろくしゅるい》もの薬《くすり》を飲《の》まなければなりませんでした。

ドナーからもらった心臓《しんぞう》は、美摘《みつみ》ちゃんの体《からだ》にとって異物《いぶつ》となるので、免疫反応《めんえきはんのう》によって、移植《いしょく》された心臓《しんぞう》を排除《はいじょ》しようとします。

この拒絶反応《きょぜつはんのう》が起《お》きると、移植《いしょく》した心臓《しんぞう》の働《はたら》きが弱《よわ》まり、また心不全《しんふぜん》になる恐《おそ》れがあるのです。これを防《ふせ》ぐため、移植後《いしょくご》には免疫抑制剤《めんえきよくせいざい》を飲《の》まなければなりません。

そして、この免疫抑制剤《めんえきよくせいざい》はウイルスや雑菌《ざっきん》に対《たい》する免疫《めんえき》も抑《おさ》えてしまうため、感《かん》染症《せんしょう》にかかりやすくなります。

移植手術《いしょくしゅじゅつ》が終《お》わったといっても、病院《びょういん》で定期的《ていきてき》な検診《けんしん》を受《う》け、一生《いっしょう》、これらの薬《くすり》を飲《の》み続《つづ》けなければならないのです。

また、免疫抑制剤《めんえきよくせいざい》の副作用《ふくさよう》で、ほかの臓器《ぞうき》に負担《ふたん》がかかることもあります。高血《こうけつ》圧《あつ》になったり、血液中《けつえきちゅう》の脂肪《しぼう》やコレステロールが増《ふ》えたりすることもあるのです。

八月十七日《はちがつじゅうしちにち》。

通院《つういん》の結果《けっか》、心臓《しんぞう》の状態《じょうたい》が安定《あんてい》してきたので、リハビリをはじめることになりました。アパートから歩《ある》いて五分《ごふん》ほどのトレーニングセンターで、背筋《せすじ》を伸《の》ばしてゆっくりと手足《てあし》を動《うご》かしたり、ボールを使《つか》ったりして体《からだ》を動《うご》かす運動《うんどう》をします。専門《せんもん》の先生《せんせい》がついてくれるので、安心《あんしん》して動《うご》くことができます。

「今日《きょう》は、どんなリハビリかな」

美摘《みつみ》ちゃんはリハビリの時間《じかん》を楽《たの》しみにしていました。毎回《まいかい》、新《あたら》しい動《うご》きを取《と》り入《い》れて、楽《たの》しく運動《うんどう》させてくれるからです。もともと、体《からだ》を動《うご》かすのが好《す》きだった美摘《みつみ》ちゃんは、一年《いちねん》ぶりの運動《うんどう》をとても楽《たの》しんでいました。

「えっ、もう、終《お》わり？」

リハビリの三十分《さんじゅっぷん》は、あっという間《ま》に終《お》わってしまいます。手術《しゅじゅつ》からまだ一ヵ月《いっかげつ》しか経《た》っていませんが、もう、外見《がいけん》は、普通《ふつう》の子《こ》どもと変《か》わりないくらい元気《げんき》になりました。動作《どうさ》も軽《かろ》やかです。

子《こ》どもには信《しん》じられないほどの回復力《かいふくりょく》があります。移植後《いしょくご》、肺《はい》の水《みず》のため再入院《さいにゅういん》しなければならなかったものの、いったんよくなりはじめると、ぐんぐん元気《げんき》になっていきました。

お父《とう》さんとお母《かあ》さんはここに来《き》てから、美摘《みつみ》ちゃんのように入院《にゅういん》し移植《いしょく》や難《むずか》しい心臓手術《しんぞうしゅじゅつ》を受《う》け、リハビリをして、元気《げんき》に退院《たいいん》していく子《こ》どもを何人《なんにん》も見《み》ています。

「みーちゃんは、こうやって運《うん》よく移植《いしょく》が受《う》けられたけど、渡航《とこう》できないほど病気《びょうき》が悪《わる》い子《こ》どももおるし、渡航《とこう》してもドナーが見《み》つかる前《まえ》に命《いのち》を落《お》とすといったような、かわいそうな子《こ》どももいるんよね」

「ドイツでは助《たす》かる命《いのち》が、日本《にほん》では助《たす》からへんやて……。日本《にほん》の子《こ》どもも、なんとかして、日本国内《にほんこくない》で移植《いしょく》できるようにならへんやろか……」

「大勢《おおぜい》の人《ひと》から善意《ぜんい》の募金《ぼきん》をもらわんかて、日本《にほん》で手術《しゅじゅつ》ができれば、一番《いちばん》ええんやけど……」

美摘《みつみ》ちゃんと同《おな》じ病気《びょうき》で、移植《いしょく》を受《う》けられずに死《し》ぬ子《こ》どもがいることを思《おも》うと、お父《とう》さんとお母《かあ》さんは美摘《みつみ》ちゃんのことだけを手放《てばな》しで喜《よろこ》ぶことなどできません。やるせなさがこみあげてきて、いつもつらくなってしまうのでした。

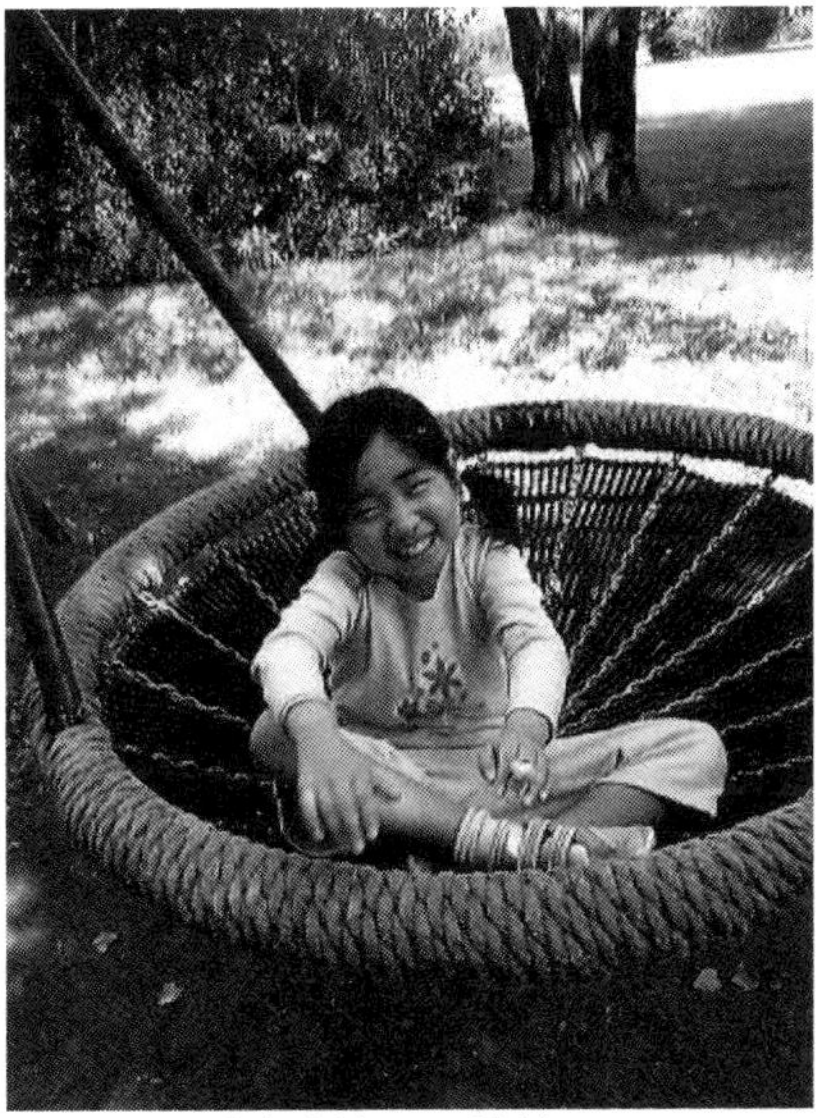

病院《びょういん》近《ちか》くの公園《こうえん》で

真実《しんじつ》を受《う》けとめて

さわやかな風《かぜ》がアパートの窓《まど》から入《はい》ってきます。

窓《まど》からは、真《ま》っ青《さお》な空《そら》がどこまでも続《つづ》くのが見《み》えました。心地《ここち》よい風《かぜ》にさそわれて、美摘《みつみ》ちゃんはお母《かあ》さんと散歩《さんぽ》に出《で》かけることにしました。

太陽《たいよう》の日《ひ》ざしを受《う》けて、美摘《みつみ》ちゃんの顔《かお》も輝《かがや》いて見《み》えます。お母《かあ》さんと手《て》をつなぎながら、木立《こだち》の中《なか》を歩《ある》いていきます。

ふと、気《き》がつくと、美摘《みつみ》ちゃんがお母《かあ》さんの顔《かお》を見上《みあ》げています。そして、かぼそい声《こえ》で言《い》いました。

「もう、あの機械《きかい》は、つけへんかってもいいんやね。元気《げんき》になったから、日本《にほん》に帰《かえ》れるよね……」

「そうや。みーちゃん、一生《いっしょう》けんめいがんばったから、補助人工心臓《ほじょじんこうしんぞう》の機械《きかい》がはずせたんや。本当《ほんとう》によかったな。もうちょっとしたら、日本《にほん》に帰《かえ》れるよ。毎日《まいにち》、お薬《くすり》飲《の》むのはしんどいけど、がんばって飲《の》まなあかんよ」

「うん、また、心臓悪《しんぞうわる》うなったら、いややもん。ちゃんとお薬飲《くすりの》むよ……」

「ええ子《こ》やなあ、みーちゃんは……」

そう返事《へんじ》をしたお母《かあ》さんの頭《あたま》に、ドナーとその家族《かぞく》の姿《すがた》がぼんやりと浮《う》かびました。小《ちい》さな男《おとこ》の子《こ》が、お母《かあ》さんとお父《とう》さんと手《て》をつないで、こっちを見《み》ています。

移植手術《いしょくしゅじゅつ》を終《お》えて二日後《ふつかご》に、移植《いしょく》コーディネーターから、美摘《みつみ》ちゃんに心臓《しんぞう》を提供《ていきょう》してくれたドナーは、ミュンヘンの近《ちか》くの街《まち》に住《す》む男《おとこ》の子《こ》だったこと、そして、美摘《みつみ》ちゃんと同年齢《どうねんれい》だったということを知《し》らされていました。

名前《なまえ》はわかりません。亡《な》くなった事情《じじょう》もわかりません。ドナーになったいきさつもわかりません。ドナーについてのくわしい情報《じょうほう》は教《おし》えられないことになっているからです。

心臓《しんぞう》移植《いしょく》のことを、これまで美摘《みつみ》ちゃんに知《し》らせていなかったのは、まだ理解《りかい》できない年齢《ねんれい》ではないかと思《おも》ったことと、手術《しゅじゅつ》の前《まえ》に不安《ふあん》を持《も》たせたくなかったからです。けれども、お母《かあ》さんは、なるべく早《はや》く伝《つた》えたいと思《おも》っていました。

(今《いま》やったら、教《おし》えられる……きっと、みーちゃんは、しっかり受《う》けとめてくれるはずや……)

お母《かあ》さんは、心《こころ》の中《なか》でつぶやきました。

ドナーになってくれた子《こ》ども、その親《おや》や家族《かぞく》の気持《きも》ちを考《かんが》えると、美摘《みつみ》ちゃんに知《し》らせていないのが、なんだか申《もう》し訳《わけ》なく、ずっと心《こころ》にひっかかっていました。

もしかしたら、心臓《しんぞう》を移植《いしょく》したことを知《し》ると、美摘《みつみ》ちゃんは驚《おどろ》くかもしれません。その反応《はんのう》がこわい気《き》もしますが、移植《いしょく》したという事実《じじつ》は、隠《かく》しておくようなことではありません。

美摘《みつみ》ちゃんなりに理解《りかい》し、ドナーに対《たい》して感謝《かんしゃ》の気持《きも》ちを、美摘《みつみ》ちゃん自身《じしん》も持《も》ってほしいと思《おも》っていたのです。


「あのな、みーちゃんに言《い》っておきたいことがあるんや。よう聞《き》いてな……。みーちゃんの心臓《しんぞう》は、病気《びょうき》で大《おお》きくなってしもうて、もう治《なお》らんことがわかったんや。そやから、ドイツの男《おとこ》の子《こ》から、心臓《しんぞう》をもろうたんや」

きょとんとした美摘《みつみ》ちゃんの顔《かお》を見《み》つめながら、お母《かあ》さんはゆっくり続《つづ》けます。

「……その子《こ》はもう、死《し》んでしまってん。みーちゃんは、その子《こ》から心臓《しんぞう》をもらったんや。その子《こ》のおかげで、今《いま》、こうやって元気《げんき》でいられるんや。大切《たいせつ》にせんとあかんよ……その子《こ》に感謝《かんしゃ》せんとな……」

お母《かあ》さんの目《め》に、涙《なみだ》がこみあげてきました。左手《ひだりて》につないだままの美摘《みつみ》ちゃんの手《て》を、ぎゅっと握《にぎ》りしめました。

「うん……うん」

美摘《みつみ》ちゃんはお母《かあ》さんの顔《かお》をまっすぐに見《み》つめたまま、うなずきました。

お母《かあ》さんが言《い》ったことを、美摘《みつみ》ちゃんがどこまで理解《りかい》したかはわかりません。けれども、美摘《みつみ》ちゃんの体《からだ》の中《なか》で動《うご》いている心臓《しんぞう》が、ドイツの男《おとこ》の子《こ》からもらったものだということを知《し》ってくれたら、それで十分《じゅうぶん》だと思《おも》いました。時間《じかん》がかかって当然《とうぜん》です。ゆっくりした時《とき》の流《なが》れの中《なか》で、理解《りかい》してくれたら、それでいいと思《おも》っていました。

美摘《みつみ》ちゃんはこれから一生《いっしょう》、免疫抑制剤《めんえきよくせいざい》の薬《くすり》を飲《の》んでいかなければなりません。それに、これから大《おお》きくなるにつれて、移植医療《いしょくいりょう》について知《し》ることも多《おお》くなり、いろいろな疑問《ぎもん》にぶつかるでしょう。成長《せいちょう》したら、自分《じぶん》で健康管理《けんこうかんり》をして、自分《じぶん》の病《びょう》

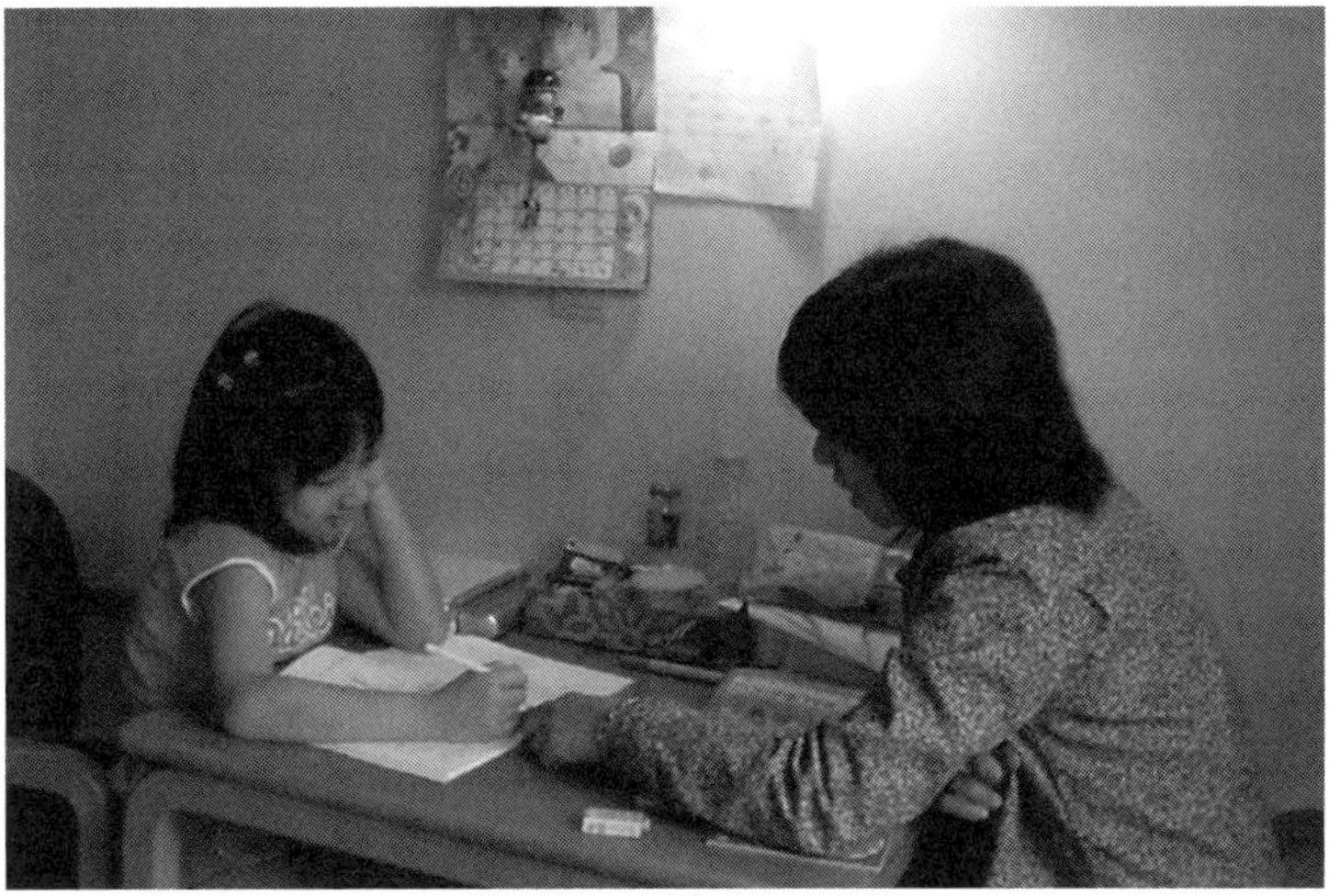

ドイツでの勉強《べんきょう》は、お母《かあ》さんが先生《せんせい》でした。

気《き》に責任《せきにん》を持《も》っていかなくてはなりません。

お父《とう》さんもお母《かあ》さんも、美摘《みつみ》ちゃんには、自分《じぶん》の体《からだ》のことをよく知《し》って、病気《びょうき》に負《ま》けないで生《い》きていってほしいと思《おも》っています。

（これまで、つらい思《おも》いをしてきた分《ぶん》、みーちゃんは心《こころ》も強《つよ》うなっているはず。きっと、これからも、がんばれるはずや）

お母《かあ》さんは、美摘《みつみ》ちゃんの心臓《しんぞう》がドナーから提供《ていきょう》された心臓《しんぞう》であることをしっかり受《う》けとめ、感謝《かんしゃ》の気持《きも》ちを決《けっ》して忘《わす》れないでほしいと、心《こころ》の底《そこ》から強《つよ》く思《おも》いました。

「お帰《かえ》りなさい、美摘《みつみ》ちゃん」

九月十九日《くがつじゅうくにち》。

手術《しゅじゅつ》からほぼ三ヵ月《さんかげつ》になります。

ドイツに来《き》たときは新緑《しんりょく》の緑《みどり》が目《め》にまぶしかったのに、暑《あつ》い夏《なつ》もすぎ、いつのまにか、すっかり涼《すず》しい秋風《あきかぜ》が吹《ふ》いています。

美摘《みつみ》ちゃんはアパートの生活《せいかつ》にも慣《な》れ、体調《たいちょう》も安定《あんてい》しています。

「元気《げんき》に脈《みゃく》を刻《きざ》んでいます。十三時間《じゅうさんじかん》の飛行機《ひこうき》にも耐《た》えられますね。まったく心配《しんぱい》いりませんよ。美摘《みつみ》ちゃん、よかったね。日本《にほん》に帰《かえ》れるよ」

お医者《いしゃ》さんから太鼓判《たいこばん》を押《お》され、美摘《みつみ》ちゃんの顔《かお》がぱっと明《あか》るくなりました。とうとう、日本《にほん》に帰《かえ》れる日《ひ》が来《き》たのです。

「ダンケ　シェーン」

元気《げんき》いっぱいの声《こえ》で、お礼《れい》を言《い》いました。

後《うし》ろで見守《みまも》っていたお父《とう》さんもお母《かあ》さんも、目《め》を細《ほそ》めています。スタッフも喜《よろこ》んでくれ、診察室《しんさつしつ》は和《なご》やかな空気《くうき》に包《つつ》まれました。


帰国《きこく》の日程《にってい》は、病院《びょういん》の検査結果《けんさけっか》を調《しら》べながら慎重《しんちょう》に決《き》められました。ドイツから日本《にほん》までの飛行機《ひこうき》に、南先生《みなみせんせい》が同行《どうこう》してくれることも決《き》まり、美摘《みつみ》ちゃんもお父《とう》さんとお母《かあ》さんも安心《あんしん》して準備《じゅんび》を進《すす》めることができました。

南先生《みなみせんせい》は、七月《しちがつ》に日本《にほん》の大学病院《だいがくびょういん》に移《うつ》っていましたが、「美摘《みつみ》ちゃんの体力《たいりょく》が回《かい》復《ふく》したころに迎《むか》えに来《き》ますよ」と言《い》ってくれていたのです。

ドイツで三十年《さんじゅうねん》も心臓外科《しんぞうげか》に携《たずさ》わってきた南先生《みなみせんせい》は、残《のこ》りの人生《じんせい》を祖国《そこく》に捧《ささ》げたいと、日本大学医学部《にほんだいがくいがくぶ》の教授《きょうじゅ》に就任《しゅうにん》しました。これまでの経験《けいけん》を生《い》かし、日本《にほん》の医《い》療《りょう》に新《あたら》しい風《かぜ》を吹《ふ》きこみ、システムを変《か》えたいと意気込《いきご》んでいます。

南先生《みなみせんせい》は「手《て》がけた患者《かんじゃ》さんを最後《さいご》まで見《み》ること、患者《かんじゃ》と患者《かんじゃ》の家族《かぞく》の心《こころ》を支《ささ》えることも医療《いりょう》なのだ」と、いつもスタッフに言《い》っているようでした。

美摘《みつみ》ちゃんの移植手術《いしょくしゅじゅつ》の日《ひ》、南先生《みなみせんせい》はちょうど日本《にほん》に出張中《しゅっちょうちゅう》でしたが、手術《しゅじゅつ》の前《ぜん》後《ご》、いろいろとお世話《せわ》になりました。この病院《びょういん》に受《う》け入《い》れてもらえたのも、南先生《みなみせんせい》のおかげです。

お父《とう》さんとお母《かあ》さんは、いつも温《あたた》かい言葉《ことば》をかけてくれる南先生《みなみせんせい》に対《たい》し、どんなに感謝《かんしゃ》してもしきれないという思《おも》いでいっぱいでした。

美摘《みつみ》ちゃんの帰国《きこく》する日《ひ》が決《き》まったという知《し》らせを聞《き》いて、ボランティアのコーティさんがアパートに来《き》てくれました。

コーティさんは、アパートの手配《てはい》や市役所《しやくしょ》の手続《てつづ》きなど、生活面《せいかつめん》においていろい

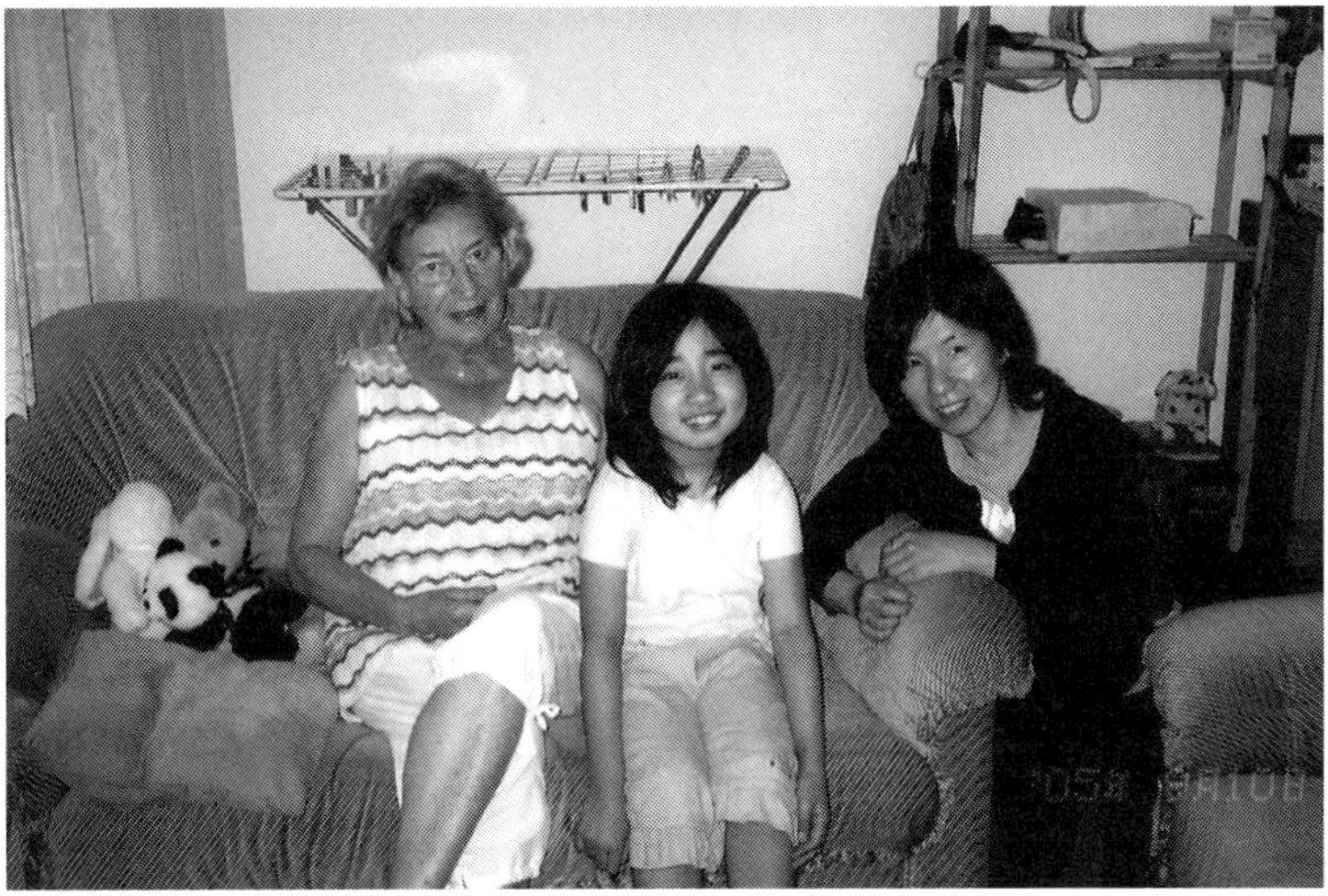

ドイツでの心《こころ》の支《ささ》えだったボランティアのコーティさんと。右《みぎ》はお母《かあ》さん。

ろとアドバイスをしてくれたドイツ人《じん》の女性《じょせい》です。

これまでも、日本《にほん》から来《き》た患者《かんじゃ》さんの家《か》族《ぞく》の世話《せわ》をしたことがあり、片言《かたこと》の日本語《にほんご》ながら、いつも気《き》さくに話《はな》しかけてくれました。ドイツ語《ご》がわからず、海外《かいがい》で初《はじ》めて暮《く》らすお父《とう》さんとお母《かあ》さんのために、親身《しんみ》になって手伝《てつだ》ってくれました。

そんな、コーティさんの存在《そんざい》は、だれも頼《たよ》る人《ひと》がいないお父《とう》さんとお母《かあ》さんにとって、心《こころ》のよりどころでもあったのです。

「コーティさん、ダンケ　シェーン」

「みーちゃん、元気《げんき》になって、よかったね、おめでとう」

お別《わか》れの日《ひ》、コーティさんは、美摘《みつみ》ちゃんを優《やさ》しく抱《だ》きしめてくれました。

「どうもありがとうございました。本当《ほんとう》に、お世話《せわ》になりました。こうして、日本《にほん》に帰《かえ》れるのも……、コーティさんのおかげです……」

「気《き》をつけてね……。サヨナラ」

お父《とう》さんとお母《かあ》さんが涙《なみだ》ながらにお礼《れい》を言《い》うと、コーティさんの顔《かお》も、涙《なみだ》でくしゃくしゃになってしまいました。

十月二日《じゅうがつふつか》、ドイツからの飛行機《ひこうき》で成田《なりた》に着《つ》き、国内線《こくないせん》に乗《の》り換《か》え、午後六時《ごごろくじ》すぎに伊丹空港《いたみくうこう》に降《お》り立《た》ちました。

ドイツに向《む》かう飛行機《ひこうき》では、美摘《みつみ》ちゃんのために、全部《ぜんぶ》で二十五席分《にじゅうごせきぶん》のシートを使《つか》いましたが、帰《かえ》りに必要《ひつよう》だったのは、美摘《みつみ》ちゃんとお父《とう》さんとお母《かあ》さん、そして南先生《みなみせんせい》の四人《よにん》が座《すわ》る席《せき》だけでした。

空港《くうこう》ロビーに、大勢《おおぜい》の人《ひと》が出迎《でむか》えてくれています。

「みつみちゃんを救《すく》う会《かい》」会長《かいちょう》の橘先生《たちばなせんせい》と木村事務局長《きむらじむきょくちょう》、会計担当《かいけいたんとう》の尾崎《おざき》さん。

中央小学校《ちゅうおうしょうがっこう》の安居校長先生《やすいこうちょうせんせい》とPTA《ピーティーエー》会長《かいちょう》の本多《ほんだ》さん、中央幼稚園《ちゅうおうようちえん》の山下園長先生《やましたえんちょうせんせい》。

それに、おじさんとおばさんたち（小村健司《こむらけんじ》さん・幸子《さちこ》さん、井辺智昌《いべともあき》さん）、おばあちゃん（井辺瑞子《いべみずこ》さん）の顔《かお》も見《み》えました。

一真君《かずまくん》、いとこのお姉《ねえ》ちゃんたちが一番前《いちばんまえ》で手《て》を振《ふ》っています。色《いろ》とりどりの風船《ふうせん》が高々《たかだか》とかかげられています。

「みーちゃん、お帰《かえ》り！　待《ま》ってたよ」

真《ま》っ先《さき》に一真君《かずまくん》が声《こえ》をかけました。

家族《かぞく》とこんなに離《はな》れたことがなかった一真君《かずまくん》にとって、この四ヵ月《よんかげつ》はどんなに長《なが》かったことでしょう。元気《げんき》な美摘《みつみ》ちゃんの姿《すがた》、にこやかなお父《とう》さんとお母《かあ》さんの顔《かお》を見《み》て、うれしくて仕方《しかた》がありません。

「お帰《かえ》りなさい！」

「美摘《みつみ》ちゃん、お帰《かえ》り！」

あちこちから歓声《かんせい》が上《あ》がっています。

美摘《みつみ》ちゃんとお父《とう》さんとお母《かあ》さんには、それぞれ花束《はなたば》が手渡《てわた》されました。

「みーちゃん、よかったよかった……よう帰《かえ》って来《き》たなあ」

おばあちゃんは、あふれる涙《なみだ》をハンカチでぬぐいました。

長旅《ながたび》にもかかわらず、美摘《みつみ》ちゃんの足取《あしど》りはしっかりしています。久《ひさ》しぶりに美《み》摘《つみ》ちゃんのはじける笑顔《えがお》を見《み》て、みんな胸《むね》が熱《あつ》くなりました。

「ようがんばったね、美摘《みつみ》ちゃん。お父《とう》さん、お母《かあ》さんも、本当《ほんとう》にお疲《つか》れさまでした。よかった、よかった……」

出迎《でむか》えただれもが、涙《なみだ》を流《なが》して喜《よろこ》んでくれました。

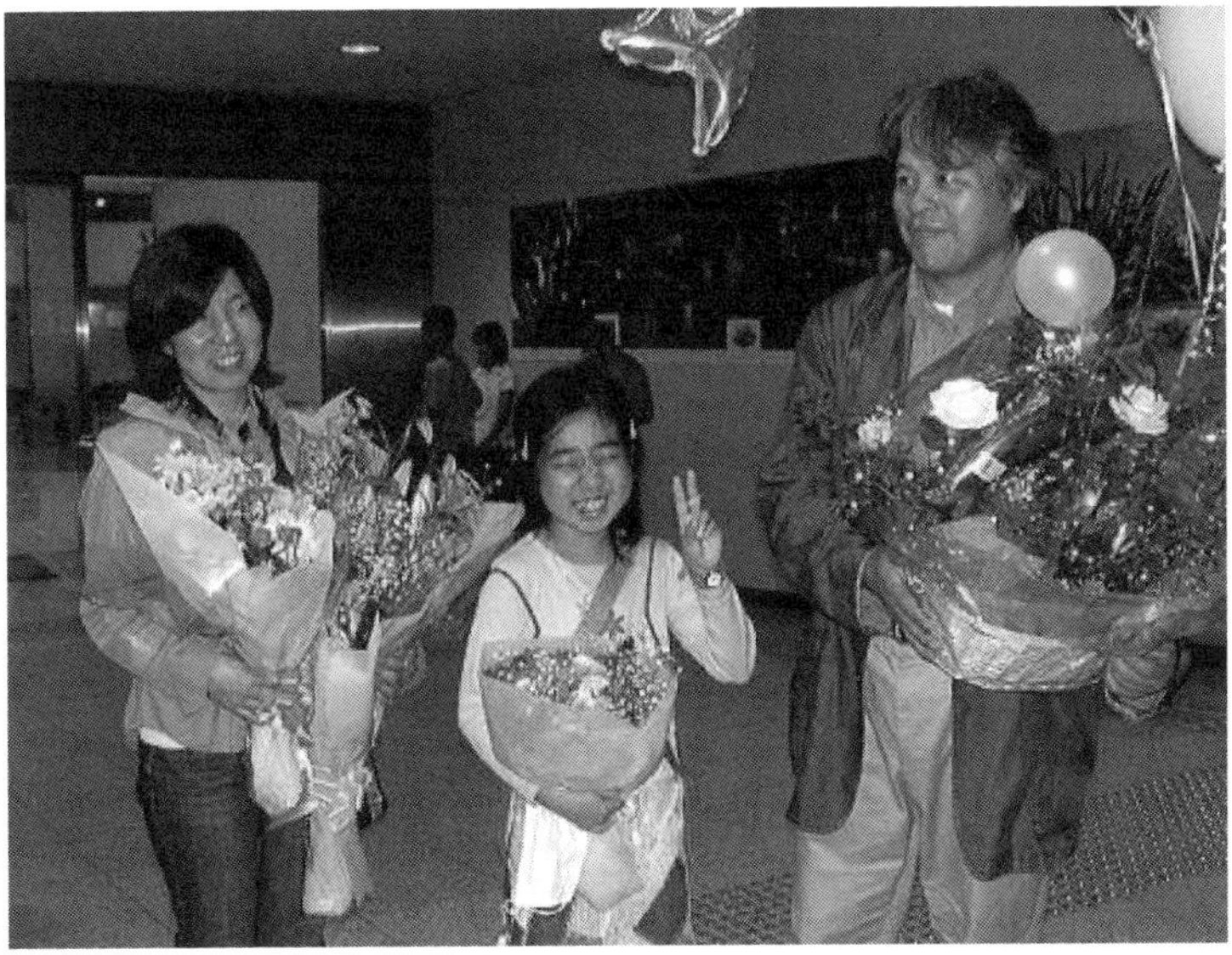

帰国直後《きこくちょくご》の伊丹空港《いたみくうこう》にて。お父《とう》さん、お母《かあ》さんとともに花束《はなたば》をもらって。

美摘《みつみ》ちゃんたちは空港《くうこう》からまっすぐ、岩出市《いわでし》の自宅《じたく》をめざしました。病《びょう》院《いん》には、次《つぎ》の日《ひ》から検査入院《けんさにゅういん》することになっています。

家《いえ》に着《つ》くと、美摘《みつみ》ちゃんは、さっそく自分《じぶん》の部屋《へや》に向《む》かいました。学習机《がくしゅうづくえ》の前《まえ》に座《すわ》るのは、一年二ヵ月《いちねんにかげつ》ぶり。前《まえ》の年《とし》の夏休《なつやす》み以来《いらい》のことです。

机《つくえ》の引《ひ》き出《だ》しの中《なか》に入《い》れた文房具《ぶんぼうぐ》も、壁《かべ》にはってあった犬《いぬ》のポスターも、何《なに》もかもそのままです。お気《き》に入《い》りのウサギやクマのぬいぐるみたちが、美摘《みつみ》ちゃんを見《み》つめて、「みーちゃん、お帰《かえ》りなさい。待《ま》ってたよ、会《あ》いたかったよ」と言《い》っているようでした。

翌朝《よくあさ》、検査《けんさ》のため阪大病院《はんだいびょういん》に行《い》くと、渡航前《とこうまえ》にお世話《せわ》になったお医者《いしゃ》さん、看護師《かんごし》さんたちが笑顔《えがお》で迎《むか》えてくれました。

「美摘《みつみ》ちゃん、元気《げんき》になって、よかったね」

「おめでとう、美摘《みつみ》ちゃん」

ほぼ四ヵ月半《よんかげつはん》ぶりでしたが、ここに入院《にゅういん》していたのは、もっともっと前《まえ》のような気《き》がしてきます。補助人工心臓《ほじょじんこうしんぞう》をつけて歩《ある》いた廊下《ろうか》も、なんだか妙《みょう》にせまく、短《みじか》く感《かん》じられます。

それは、美摘《みつみ》ちゃんの体《からだ》にチューブなどが一切《いっさい》なく、自由《じゆう》に動《うご》き回《まわ》れるせいでしょうか。機械《きかい》にしばられず、いつでもどこでも、好《す》きなところへ行《い》ける自由《じゆう》があるからかもしれません。

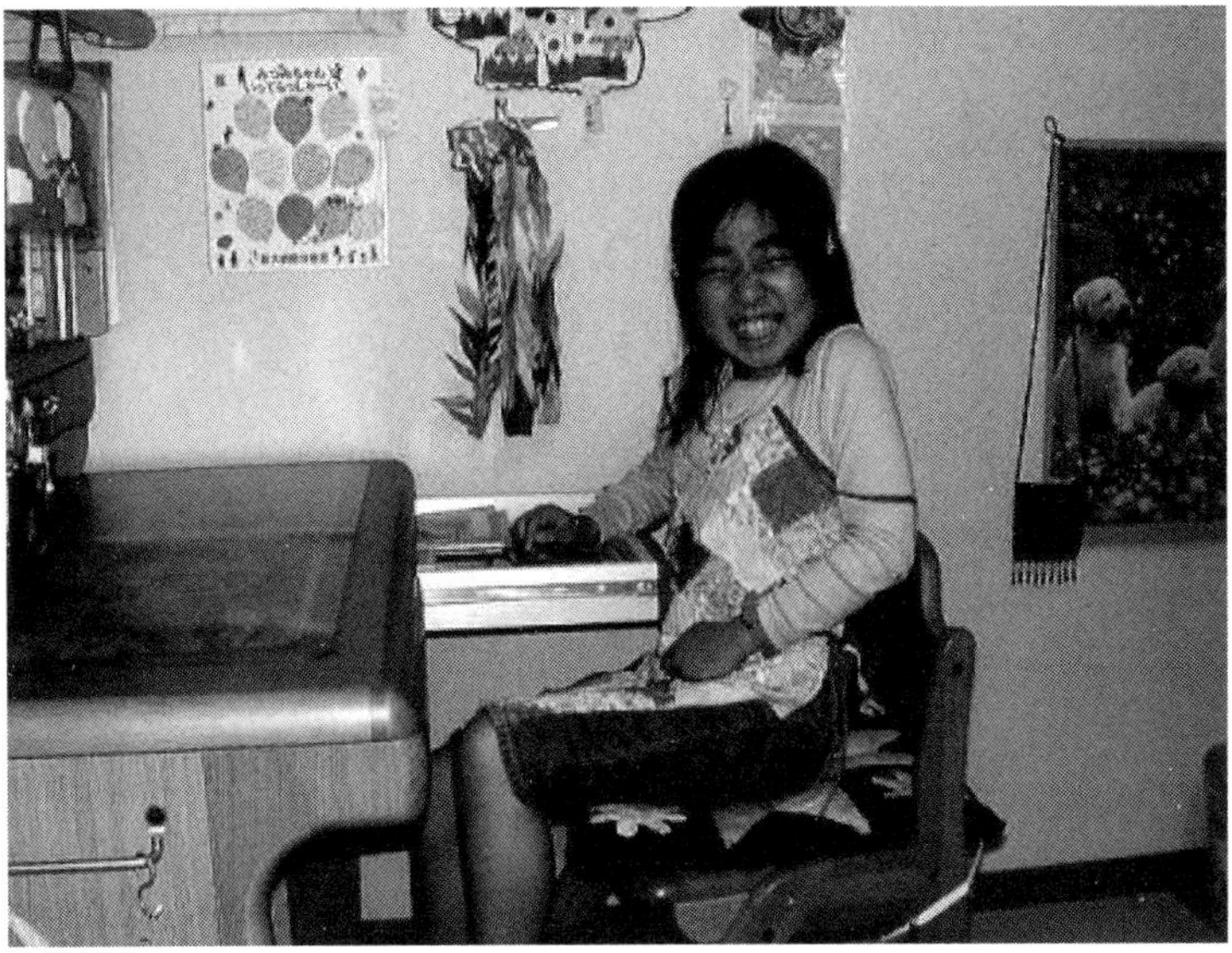

1年《ねん》2カ月《かげつ》ぶりに自分《じぶん》の部屋《へや》へ。引《ひ》き出《だ》しを開《あ》けて、思《おも》わずにっこり。

美摘《みつみ》ちゃんは、自分《じぶん》のいる世界《せかい》が、どこまでも広《ひろ》がっているように感《かん》じられ、笑顔《えがお》がこぼれました。

検査入院《けんさにゅういん》は十日間《とおかかん》にわたりましたが、精密検査《せいみつけんさ》でも特《とく》に問題《もんだい》はなく、美摘《みつみ》ちゃんは安心《あんしん》して自宅《じたく》にもどることができました。

十六《じゅうろっ》カ《か》月《げつ》ぶりに学校《がっこう》へ

十一月十日《じゅういちがつとおか》。

帰国《きこく》から一《いっ》カ月後《かげつご》、美摘《みつみ》ちゃんは元《もと》の中央小学校《ちゅうおうしょうがっこう》に通《かよ》えるようになりました。

学校側《がっこうがわ》では、美摘《みつみ》ちゃんのような臓器移植《ぞうきいしょく》をした子《こ》どもを受《う》け入《い》れたことがなかったため、安居校長先生《やすいこうちょうせんせい》、保健室《ほけんしつ》の山田先生《やまだせんせい》、担任《たんにん》の鈴木先生《すずきせんせい》が、前《まえ》もって阪大《はんだい》病院《びょういん》に行《い》き、お医者《いしゃ》さんから説明《せつめい》を聞《き》いてくれていました。

美摘《みつみ》ちゃんの教室《きょうしつ》は二年二組《にねんにくみ》。

黒板《こくばん》には大《おお》きな字《じ》で、「みつみちゃん、おめでとう。みんなで待《ま》っていたよ。なかよくしようね」と書《か》かれています。

「井辺美摘《いべみつみ》です。よろしくお願《ねが》いします」

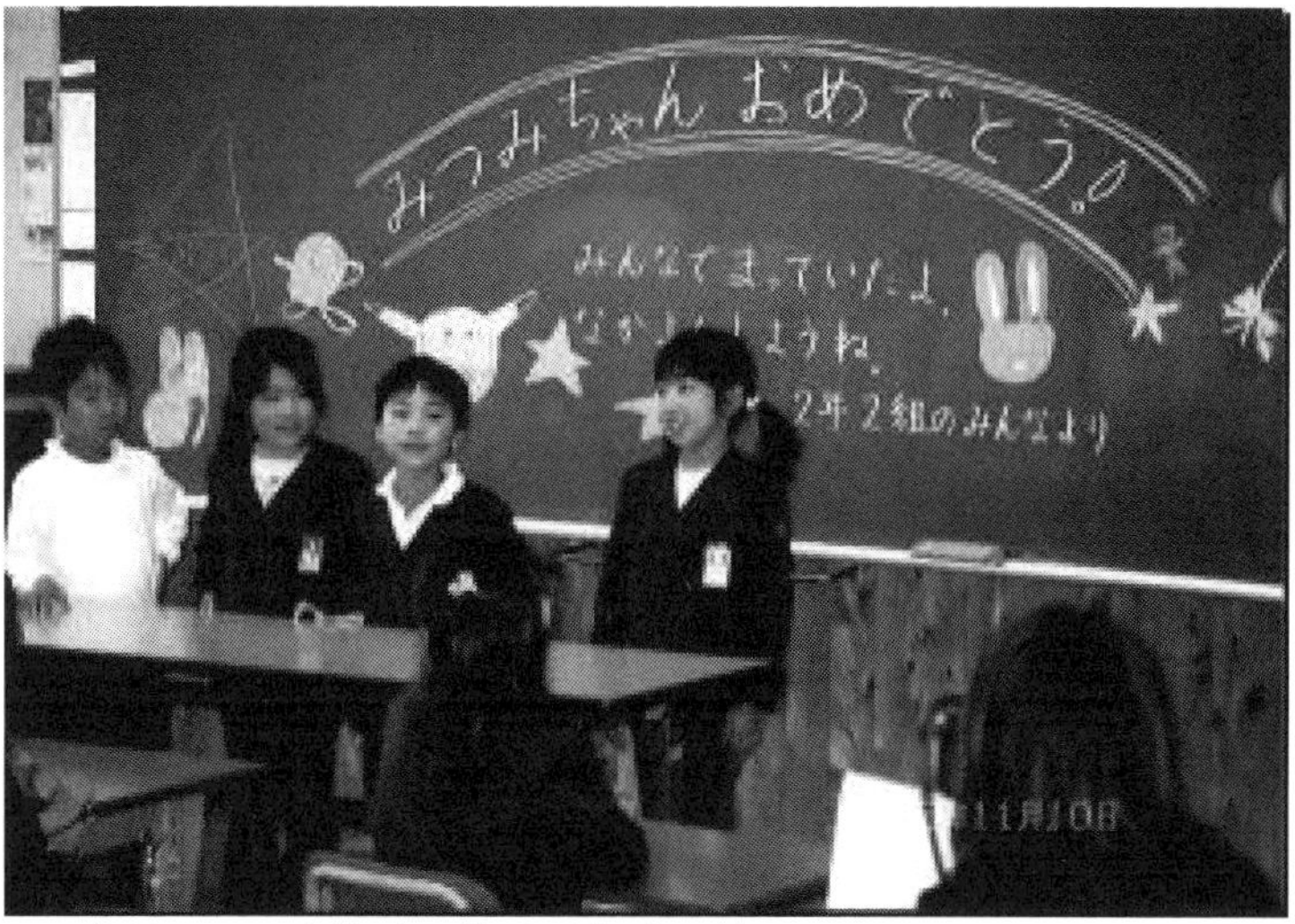
みつみちゃんおめでとう!
2年2組のみんなより
11月10日
帰国《きこく》して１ヵ月後《かげつご》、元《もと》の小学校《しょうがっこう》に通《かよ》えるようになりました。

美摘《みつみ》ちゃんは、正面《しょうめん》を向《む》いて、元気《げんき》にあいさつをしました。

一年生《いちねんせい》のときのクラスとは違《ちが》いますが、ドイツに行《い》く前《まえ》には、みんなから励《はげ》ましの手紙《てがみ》をもらっています。みんな拍手《はくしゅ》で迎《むか》えてくれました。

美摘《みつみ》ちゃんは、久《ひさ》しぶりの教室《きょうしつ》の雰囲気《ふんいき》に緊張《きんちょう》しながらも、学校《がっこう》にいることがうれしくて仕方《しかた》がないといった面持《おもも》ちです。

しばらくは、通学《つうがく》の送《おく》り迎《むか》えを、お父《とう》さんかお母《かあ》さんにしてもらい、午前中《ごぜんちゅう》だけ通《かよ》うことにしました。

お父《とう》さんとお母《かあ》さんは、「勉強《べんきょう》についていけるかな、みんなとなかようやっていけるかな」と心配《しんぱい》です。けれども、病気《びょうき》のときの心配《しんぱい》と比《くら》べたら、ささやかなものです。こうして、元気《げんき》に学校《がっこう》に通《かよ》える姿《すがた》が見《み》られるだけで、十分《じゅうぶん》でした。

美摘《みつみ》ちゃんは、薬《くすり》を朝《あさ》に六種類《ろくしゅるい》、昼《ひる》に二種類《にしゅるい》、夜《よる》に五種類《ごしゅるい》飲《の》んでいます。昼《ひる》に飲《の》む薬《くすり》は、一週間分《いっしゅうかんぶん》をまとめて保健室《ほけんしつ》の先生《せんせい》に預《あず》け、昼休《ひるやす》みに保健室《ほけんしつ》で飲《の》むことにしています。

「美摘《みつみ》ちゃん、薬《くすり》の時間《じかん》や。保健室《ほけんしつ》についてってあげる」

昼休《ひるやす》みになると、なかよしの友達《ともだち》が、教《おし》えてくれることもあります。みんな、美《み》摘《つみ》ちゃんの病気《びょうき》を知《し》っています。でも、美摘《みつみ》ちゃんの元気《げんき》な様子《ようす》を見《み》て、自分《じぶん》たちと何《なに》も変《か》わらないことも知《し》っているのです。

ドイツから帰国後《きこくご》、一ヵ月《いっかげつ》に一度《いちど》の検査《けんさ》で阪大病院《はんだいびょういん》へ行《い》くときは、学校《がっこう》を欠席《けっせき》しなければなりませんが、ほとんど休《やす》むことなく、学校《がっこう》に行《い》けるようになりました。元気《げんき》でいられる幸《しあわ》せ、家族《かぞく》とともに家《いえ》ですごせる幸《しあわ》せ、学校《がっこう》に通《かよ》い友達《ともだち》といっしょに勉強《べんきょう》したり遊《あそ》んだりできる幸《しあわ》せを感《かん》じていました。

「みーちゃんは、本当《ほんとう》に運《うん》がええ子《こ》やな。ついこの間《あいだ》まで、生《い》きることだけでせいいっぱいやったのに、これだけ元気《げんき》になったんやから……。これからは、いろんなことに挑戦《ちょうせん》してほしい。生《い》きていることのすばらしさを味《あじ》わってほしい……」

お父《とう》さんもお母《かあ》さんも、そう祈《いの》りながら、温《あたた》かく見守《みまも》っています。

「みつみちゃんを救《すく》う会《かい》」の会計《かいけい》を担当《たんとう》する尾崎《おざき》さんは、美摘《みつみ》ちゃんの元気《げんき》な姿《すがた》を見《み》てほっとするとともに、残《のこ》された仕事《しごと》をきちんとしなければと思《おも》っていました。

美摘《みつみ》ちゃんの渡航《とこう》移植《いしょく》のための目標金額《もくひょうきんがく》は七千万円《ななせんまんえん》でしたが、一億円《いちおくえん》を超《こ》す募金《ぼきん》が集《あつ》まっています。今回《こんかい》の渡航《とこう》でかかった経費《けいひ》をまとめて精算《せいさん》し、会計報告《かいけいほうこく》をしなければなりません。さらに、余剰金《よじょうきん》（余《あま》ったお金《かね》）については、この先《さき》どのように活用《かつよう》していくか考《かんが》えておかなければならないのです。

「救《すく》う会《かい》」では、美摘《みつみ》ちゃんの不測《ふそく》の事態《じたい》に備《そな》え、手術後三年間《しゅじゅつごさんねんかん》はそのままにして、その後《ご》は、美摘《みつみ》ちゃんのように海外《かいがい》で移植《いしょく》を必要《ひつよう》とする人《ひと》のために役立《やくだ》ててもらうことにしています。

「みつみちゃんを救《すく》う会《かい》」は、「美摘《みつみ》ちゃんに元気《げんき》になってほしい」という、純粋《じゅんすい》な思《おも》いで集《あつ》まった人《ひと》たちを中心《ちゅうしん》に組織《そしき》された団体《だんたい》です。

渡航《とこう》から帰国《きこく》まで順調《じゅんちょう》に進《すす》み、美摘《みつみ》ちゃんがこれほどまでに回復《かいふく》したのは、美摘《みつみ》ちゃん自身《じしん》のがんばりと家族《かぞく》の絆《きずな》はもちろん、「救《すく》う会《かい》」の人《ひと》たちの大《おお》きな支《ささ》えの下《もと》に、一億円《いちおくえん》を超《こ》える善意《ぜんい》の輪《わ》があったからこそと言《い》えるのではないでしょうか。

数《かぞ》えきれないほど多《おお》くの人《ひと》たちが、美摘《みつみ》ちゃんの元気《げんき》になった姿《すがた》を、心《こころ》から喜《よろこ》んでくれているはずです。

普通《ふつう》の生活《せいかつ》ができる幸《しあわ》せ

二〇〇六年四月《ねんしがつ》。

新《あたら》しい年度《ねんど》になり、美摘《みつみ》ちゃんは三年生《さんねんせい》になりました。

一カ月《いっかげつ》に一回《いっかい》、阪大病院《はんだいびょういん》で検査《けんさ》を受《う》けていますが、拒絶反応《きょぜつはんのう》や感染症《かんせんしょう》などの異常《いじょう》もなく、とても元気《げんき》にしています。

朝《あさ》と晩《ばん》に、血圧《けつあつ》と脈拍《みゃくはく》を自分《じぶん》で測《はか》るのが日課《にっか》です。薬《くすり》は朝昼晩《あさひるばん》と、三回飲《さんかいの》んでいます。ただ、美摘《みつみ》ちゃんは錠剤《じょうざい》が苦手《にがて》なので、特別《とくべつ》に病院《びょういん》で粉《こな》にしてもらい、それを水《みず》で溶《と》いて飲《の》みやすくしています。

これらの薬《くすり》は、決《き》まった時間《じかん》に飲《の》まなければならないので、美摘《みつみ》ちゃんは朝六時《あさろくじ》に起《お》きて、夜九時《よるくじ》にはベッドに入《はい》るというように、規則正《きそくただ》しい生活《せいかつ》をしています。

お母《かあ》さんは、毎朝《まいあさ》、美摘《みつみ》ちゃんの顔色《かおいろ》、様子《ようす》をうかがいながら一日《いちにち》がはじまり、何《なに》も変《か》わったことがなかったことを見届《みとど》け、薬《くすり》の確認《かくにん》をして、一日《いちにち》が終《お》わります。

（みーちゃんに何《なに》かあったら、私《わたし》の責任《せきにん》や……）

美摘《みつみ》ちゃんの体《からだ》の具合《ぐあい》について、お母《かあ》さんは、どうしても神経質《しんけいしつ》になってしまいます。美摘《みつみ》ちゃんは薬《くすり》のせいで、体《からだ》の免疫《めんえき》が低《ひく》くなっているので、さまざまな菌《きん》やウィルス感染《かんせん》に注意《ちゅうい》しなければなりません。

けれども、そんな心配《しんぱい》も、ごくあたりまえのこととなりました。

家族《かぞく》みんなが家《いえ》にいる、普通《ふつう》の生活《せいかつ》。そこに美摘《みつみ》ちゃんの姿《すがた》があるだけで、十分《じゅうぶん》に幸《しあわ》せでした。

カラオケで「森《もり》のくまさん」を大声《おおごえ》で歌《うた》うみーちゃん。

おばあちゃんの家《いえ》のラブラドール犬《けん》「ミルク」の散歩《さんぽ》について行《い》くみーちゃん。

野菜畑《やさいばたけ》のスイカに水《みず》をやり、早《はや》く大《おお》きくなるのを楽《たの》しみにしているみーちゃん。

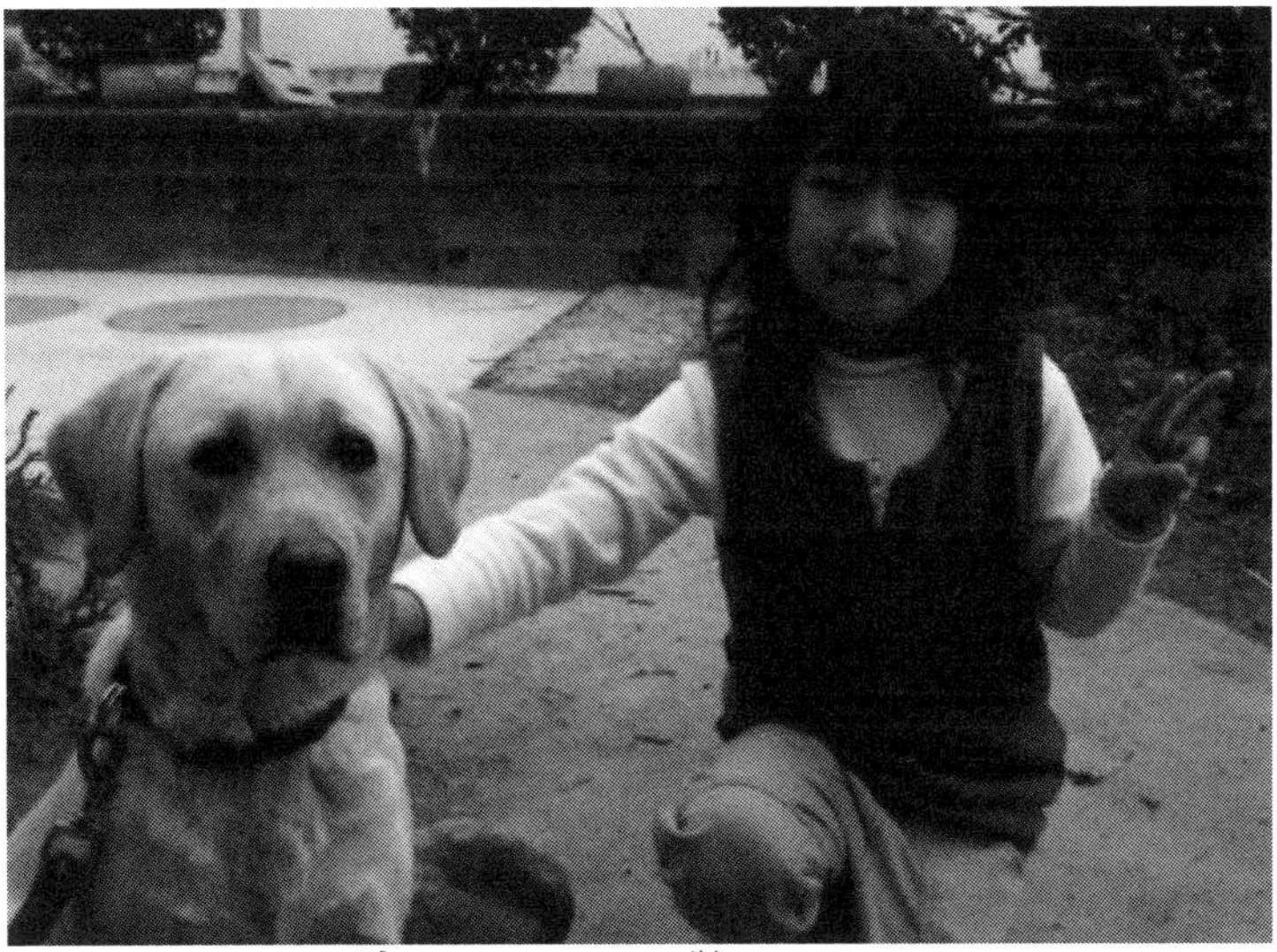

おばあちゃんの家《いえ》のラブラドール犬《けん》「ミルク」といっしょに。

ギョーザを作《つく》って喜《よろこ》ぶみーちゃん。お母《かあ》さんは、美摘《みつみ》ちゃんが見《み》せてくれる笑顔《えがお》が、何《なに》よりの元気《げんき》な証拠《しょうこ》と思《おも》えるようになりました。

四月二十日《しがつはつか》。

美摘《みつみ》ちゃんが待《ま》ちに待《ま》った遠足《えんそく》の日《ひ》。

クラスの友達《ともだち》と並《なら》んで歩《ある》きはじめた美《み》摘《つみ》ちゃんは、にこにこ顔《がお》です。三年生《さんねんせい》になったら、どの学校《がっこう》の行事《ぎょうじ》にも参加《さんか》できると楽《たの》しみにしていたのです。

向《む》かう場所《ばしょ》は、和歌山県植物公園緑花《わかやまけんしょくぶつこうえんりょっか》

センター。学校《がっこう》から歩《ある》いて一時間《いちじかん》ほどのところにあります。

三年一組《さんねんいちくみ》の担任《たんにん》の木村先生《きむらせんせい》が、美摘《みつみ》ちゃんに声《こえ》をかけました。

「美摘《みつみ》ちゃん。もし、しんどくなったら、先生《せんせい》に言《い》ってね」

「はい、わかりました。でも、だいじょうぶや。うち、歩《ある》けるよ」

美摘《みつみ》ちゃんは毎日《まいにち》、二十五分《にじゅうごふん》ほど歩《ある》いて学校《がっこう》に通《かよ》っているものの、今日《きょう》はみんなといっしょなので、無理《むり》のないペースで歩《ある》いてくれればと、木村先生《きむらせんせい》はさりげなく目《め》を配《くば》っていました。

そんな先生《せんせい》の心配《しんぱい》をよそに、美摘《みつみ》ちゃんは緑花《りょっか》センターに着《つ》いても元気《げんき》いっぱいです。みんなといっしょに、近《ちか》くのフィールド・アスレチックで遊《あそ》んで、おいしそうにお弁当《べんとう》をほおばっています。

去年《きょねん》の今《いま》ごろは、補助人工心臓《ほじょじんこうしんぞう》をつけて入院《にゅういん》し、病院《びょういん》から一歩《いっぽ》も外《そと》に出《で》られませんでした。それを考《かんが》えると、美摘《みつみ》ちゃんの回復《かいふく》ぶりは、目《め》を見《み》はるばかりです。この日《ひ》も、みんなのペースに、しっかりついて歩《ある》くことができました。

午後二時《ごごにじ》、帰《かえ》る時間《じかん》になりました。木村先生《きむらせんせい》は教頭先生《きょうとうせんせい》と相談《そうだん》し、美摘《みつみ》ちゃんを教頭先生《きょうとうせんせい》の車《くるま》で学校《がっこう》まで送《おく》ってもらうことにしました。美摘《みつみ》ちゃんはまだまだ歩《ある》けそうでしたが、念《ねん》のため、大事《だいじ》をとることにしたのです。

先生方《せんせいがた》は美摘《みつみ》ちゃんに対《たい》して、普段《ふだん》から特別扱《とくべつあつか》いをしているわけではありませんが、このように、いつも心配《こころくば》りしてくれていました。

美摘《みつみ》ちゃんは少《すこ》しずつ体力《たいりょく》もつき、ほかの子《こ》どもとほとんど変《か》わりありませんが、無理《むり》は禁物《きんもつ》です。それは美摘《みつみ》ちゃん本人《ほんにん》が一番《いちばん》わかっていることでした。

病気《びょうき》になったこと、そして、移植《いしょく》をしなければならなかったことは、美摘《みつみ》ちゃんのせいでも、だれのせいでもありません。

病気《びょうき》とのたたかいは、まだ終《お》わったわけではありませんが、美摘《みつみ》ちゃんはそれを受《う》け入《い》れ、乗《の》りこえていけるに違《ちが》いありません。

いのちの鼓動《こどう》が聞《き》こえる

「ねえ、心臓《しんぞう》の音《おと》、よう聞《き》こえるよ。ほら」

美摘《みつみ》ちゃんが、聴診器《ちょうしんき》を自分《じぶん》の胸《むね》に当《あ》てています。このところ、ひんぱんに、自《じ》分《ぶん》の部屋《へや》に置《お》いてある聴診器《ちょうしんき》を持《も》ち出《だ》しています。

この聴診器《ちょうしんき》は、お医者《いしゃ》さんが使《つか》う本物《ほんもの》です。阪大病院《はんだいびょういん》に検査入院《けんさにゅういん》をしていたとき、トランプとゲームのほかにすることがなく、退屈《たいくつ》そうにしているのを見《み》た看護師《かんごし》さんが、美摘《みつみ》ちゃんが聴診器《ちょうしんき》に興味《きょうみ》を持《も》っていたのを覚《おぼ》えていて、くれたものでした。

「トクッ、トクッ、トクッ……」

心臓《しんぞう》が命《いのち》の鼓動《こどう》を刻《きざ》んでいます。美摘《みつみ》ちゃんの耳《みみ》に、規則正《きそくただ》しい鼓動《こどう》が、はっきりと聞《き》こえます。

「ドクッ、ドクッ、ドクッ……」

聴診器《ちょうしんき》を当《あ》てていることを意識《いしき》しただけで、心《こころ》なしか、鼓動《こどう》が大《おお》きくなった気《き》がします。心臓《しんぞう》と気持《きも》ちがつながっているのがよくわかります。

補助人工心臓《ほじょじんこうしんぞう》の「ポコッ、ポコッ」という音《おと》を聞《き》き慣《な》れた美摘《みつみ》ちゃんに、この聴診器《ちょうしんき》から伝《つた》わる心臓《しんぞう》の音《おと》は、どう聞《き》こえているのでしょう。

私《わたし》たちには、規則正《きそくただ》しく刻《きざ》む鼓動《こどう》があたりまえで、普段《ふだん》、その音《おと》を意識《いしき》することも、また、心臓《しんぞう》そのものについて考《かんが》えることもほとんどありません。

けれども、美摘《みつみ》ちゃんにとって、動《うご》いている心臓《しんぞう》の音《おと》を聞《き》くことは、生《い》きていることを実感《じっかん》することなのかもしれません。そして、そこに息《いき》づく、もうひとつの命《いのち》の力《ちから》を感《かん》じることなのかもしれません。

「ママ、うちの心臓《しんぞう》の音《おと》、聞《き》いてみて」

お母《かあ》さんが聴診器《ちょうしんき》を耳《みみ》にしました。

「あら、よう聞《き》こえる。みーちゃんの心臓《しんぞう》の音《おと》……ええ音《おと》やね」

「ねっ、すごく元気《げんき》なんよ」

美摘《みつみ》ちゃんの瞳《ひとみ》がキラキラしています。

お母《かあ》さんから聴診器《ちょうしんき》を受《う》け取《と》ると、美摘《みつみ》ちゃんはいつまでも飽《あ》きることなく、自《じ》分《ぶん》の胸《むね》の鼓動《こどう》を聞《き》いていました。

（みーちゃんたら、まるで、ドナーの子《こ》と対話《たいわ》しているみたいや……）

ドナーからもらった尊《とうと》い贈《おく》りものの命《いのち》をいとおしく感《かん》じ、また、耳《みみ》を研《と》ぎすませて命《いのち》の音《おと》を聞《き》こうとする美摘《みつみ》ちゃんを、お母《かあ》さんは静《しず》かに見《み》つめていました。

美摘《みつみ》ちゃんには夢《ゆめ》があります。

長《なが》い闘病生活《とうびょうせいかつ》を通《とお》して、美摘《みつみ》ちゃんのそばには、いつもお医者《いしゃ》さんや看護師《かんごし》さんたちの働《はたら》く姿《すがた》がありました。

最《もっと》もつらかった手術後《しゅじゅつご》の集中治療室《しゅうちゅうちりょうしつ》で、看護師《かんごし》さんがお母《かあ》さんのように優《やさ》しくしてくれたことを、はっきり覚《おぼ》えています。

苦《くる》しくて、寂《さび》しくて、ひとりぼっちでどうしようもなかったとき、看護師《かんごし》さんがなぐさめてくれました。泣《な》きたくなる気持《きも》ちを、いつもそばで温《あたた》かく包《つつ》んでくれました。

美摘《みつみ》ちゃんは、そんな看護師《かんごし》さんたちに支《ささ》えられて、がんばることができたのだと思《おも》っています。

（うちも、あんな看護師《かんごし》さんになりたいな……）

美摘《みつみ》ちゃんは大《おお》きくなったら、自分《じぶん》のような病気《びょうき》の子《こ》どもたちを支《ささ》える看護師《かんごし》さんになって、一人《ひとり》でも多《おお》く励《はげ》まし、助《たす》けてあげたいと思《おも》っています。

二〇〇六年八月初《ねんはちがつはじ》め。

見上《みあ》げた空《そら》に、入道雲《にゅうどうぐも》がムクムクと広《ひろ》がっています。

移植手術《いしょくしゅじゅつ》を受《う》けてから一年《いちねん》がすぎたため、美摘《みつみ》ちゃんは夏休《なつやす》みを利用《りよう》して、阪大《はんだい》病院《びょういん》に検査入院《けんさにゅういん》をしました。心臓《しんぞう》の細胞《さいぼう》を採《と》って調《しら》べる、「バイオプシー」とよばれる生体組織検査《せいたいそしきけんさ》も受《う》けました。

みんなの願《ねが》いが通《つう》じたのでしょうか。拒絶反応《きょぜつはんのう》もなく、その回復《かいふく》ぶりはとても順《じゅん》調《ちょう》で、病院《びょういん》のだれもが目《め》を見《み》はるほどでした。

これからも、一ヵ月《いっかげつ》に一度《いちど》、検診《けんしん》を受《う》けることに変《か》わりはありませんが、これまで、つらい日々《ひび》を乗《の》りこえてきた美摘《みつみ》ちゃんのこと、何《なに》があっても、きっと、がんばっていけるはずです。

お父《とう》さんとお母《かあ》さんは、美摘《みつみ》ちゃんに、たくさんの人《ひと》たちのまごころに支《ささ》えられたからこそ、今《いま》の自分《じぶん》があることを知《し》り、感謝《かんしゃ》の気持《きも》ちを持《も》ってほしいと願《ねが》ってい

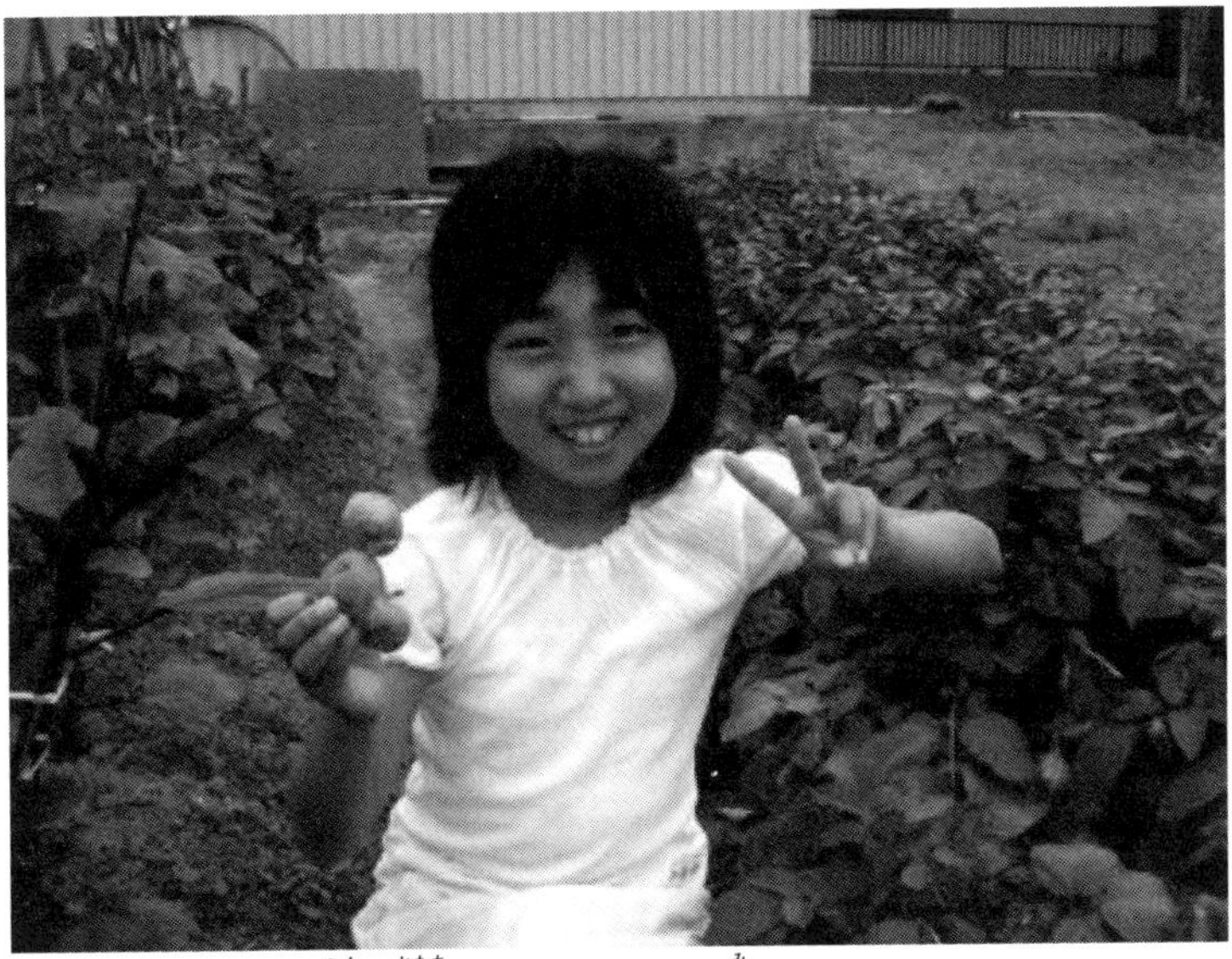

「変《へん》な形《かたち》のじゃがいも、見《み》つけたよ」

ます。

そして、美摘《みつみ》ちゃんのように夢《ゆめ》があって、やりたいことがまだまだたくさんあったであろうドナーのことを、いつまでも忘《わす》れないでほしいと思《おも》っています。

授《さず》かった命《いのち》を大切《たいせつ》にし、美摘《みつみ》ちゃんらしく生《い》きていってくれたらと、心《こころ》から望《のぞ》んでいます。

（おわり）

臓器《ぞうき》移植《いしょく》について、いっしょに考《かんが》えてみましょう

池田《いけだ》まき子

現在《げんざい》、臓器移植手術《ぞうきいしょくしゅじゅつ》はほとんどの先進国《せんしんこく》で行《おこ》なわれ、心臓移植《しんぞういしょく》は年間《ねんかん》で約四千例《やくよんせんれい》、肝臓移植《かんぞういしょく》は約一万例《やくいちまんれい》に達《たっ》するなど、ごく普通《ふつう》の医療《いりょう》とみなされています。

日本《にほん》では、一九九七年十月《ねんじゅうがつ》に「臓器移植法《ぞうきいしょくほう》」が施行《しこう》され、脳死患者《のうしかんじゃ》からの臓器移植《ぞうきいしょく》ができるようになりました。しかしながら、脳死《のうし》したドナー（臓器提供者《ぞうきていきょうしゃ》）からの臓器提供《ぞうきていきょう》は、全国《ぜんこく》で四十九例《よんじゅうきゅうれい》（二〇〇六年十月現在《ねんじゅうがつげんざい》）にとどまっており、移植医療《いしょくいりょう》が定着《ていちゃく》したとは言《い》えない状況《じょうきょう》です。

患者《かんじゃ》の多《おお》くは長《なが》い間《あいだ》、ドナーを待《ま》たなければならず、その間《あいだ》に死《し》んでしまう人《ひと》も少《すく》なくありません。また、ドナーを待《ま》ちきれずに、海外《かいがい》に渡《わた》って移植《いしょく》を受《う》けようとする人《ひと》も後《あと》を絶《た》ちません。

日本《にほん》の医療技術《いりょうぎじゅつ》は発達《はったつ》しているのに、臓器移植《ぞうきいしょく》に関《かん》しては、二十年《にじゅうねん》も三十年《さんじゅうねん》も世界《せかい》に遅《おく》れをとっていると言《い》われています。それは、なぜでしょうか。

◎脳死《のうし》とは

ここで、「脳死《のうし》」について考《かんが》えてみましょう。

人《ひと》が死《し》ぬときは、まず心臓《しんぞう》が止《と》まり、血液《けつえき》が酸素《さんそ》を運《はこ》ばなくなるため、やがて脳《のう》を含《ふく》んだ体《からだ》中《じゅう》のすべての細胞《さいぼう》が死《し》にます。つまり、ほとんどの人《ひと》は、心臓《しんぞう》が止《と》まってから、脳《のう》が死《し》ぬのです。

ところが、逆《ぎゃく》に、脳《のう》が先《さき》に死《し》んでしまう場合《ばあい》があります。例《たと》えば、交通事故《こうつうじこ》で頭《あたま》に大《おお》けがをしたり、脳卒中《のうそっちゅう》や脳梗塞《のうこうそく》などの病気《びょうき》で、脳《のう》の機能《きのう》を失《うしな》ってしまうといった場合《ばあい》です。

けれども、たとえ脳《のう》が死《し》んでも、機械《きかい》をつけて人工的《じんこうてき》に心臓《しんぞう》を動《うご》かすことができるので、生《い》きている状態《じょうたい》を保《たも》つことができるようになりました。この、脳《のう》が死《し》んでから心臓《しんぞう》が止《と》まるまでの状態《じょうたい》を、「脳死《のうし》」と呼《よ》びます。脳死《のうし》が起《お》こるようになったのは、医療技術《いりょうぎじゅつ》が発達《はったつ》して、人工《じんこう》呼吸器《こきゅうき》が使《つか》えるようになったからです。

ただ、人工呼吸器《じんこうこきゅうき》を使《つか》って脳死《のうし》の状態《じょうたい》を長《なが》く保《たも》てたとしても、回復《かいふく》して元《もと》の状態《じょうたい》にもどることはありません。脳《のう》は全身《ぜんしん》の臓器《ぞうき》を動《うご》かす司令塔《しれいとう》のような働《はたら》きをするため、脳《のう》が回復《かいふく》しなければ、やがて、心臓《しんぞう》も呼吸《こきゅう》も止《と》まってしまうのです。

「脳死《のうし》に陥《おちい》った人《ひと》が生《い》き返《かえ》った」というような報道《ほうどう》が、これまでに海外《かいがい》で何度《なんど》かありましたが、それは、元々《もともと》の「脳死判定《のうしはんてい》」が過《あやま》ちだったとされています。

なお、植物状態《しょくぶつじょうたい》の患者《かんじゃ》と脳死《のうし》とはまったく違《ちが》います。植物状態《しょくぶつじょうたい》の患者《かんじゃ》は、意識《いしき》はなくても自《じ》分《ぶん》で呼吸《こきゅう》ができ、痛《いた》みを感《かん》じるなどさまざまな刺激《しげき》に反応《はんのう》を示《しめ》すことがあります。食《た》べ物《もの》も管《くだ》で胃《い》に送《おく》り込《こ》めば、消化《しょうか》することができ、回復《かいふく》する可能性《かのうせい》があるのです。

一方《いっぽう》、脳死《のうし》の人《ひと》は、こういった刺激《しげき》に対《たい》し反応《はんのう》しません。薬《くすり》や人工呼吸器《じんこうこきゅうき》を使《つか》って、しばらくは心臓《しんぞう》を動《うご》かすことができますが、やがて（ほとんどの場合《ばあい》は数日以内《すうじついない》）、心臓《しんぞう》も止《と》まってしまいます。

最近《さいきん》、注目《ちゅうもく》を浴《あ》びている「脳低体温療法《のうていたいおんりょうほう》」とは、人工的《じんこうてき》に患者《かんじゃ》の体温《たいおん》を低《ひく》くすることによって、脳神経《のうしんけい》の破壊《はかい》を抑《おさ》える治療法《ちりょうほう》ですが、脳死《のうし》になった患者《かんじゃ》を回復《かいふく》させるのではなく、脳死《のうし》に陥《おちい》るのを防《ふせ》ぐ効果《こうか》があるとされています。

◎一九六八年《ねん》の「和田移植《わだいしょく》」

日本《にほん》では、臓器移植法《ぞうきいしょくほう》が制定《せいてい》される前《まえ》に、心臓移植《しんぞういしょく》が行《おこ》なわれたことがありました。南《みなみ》アフリカのバーナード博士《はかせ》が世界《せかい》で初《はじ》めて心臓移植《しんぞういしょく》に成功《せいこう》した翌年《よくとし》の一九六八年八月《ねんはちがつ》、札幌医科大《さっぽろいかだい》学病院《がくびょういん》の和田寿郎教授《わだじゅろうきょうじゅ》が手《て》がけた心臓移植《しんぞういしょく》で、世界《せかい》で三十例目《さんじゅうれいめ》でした。

海水浴中《かいすいよくちゅう》におぼれて死《し》んだ二十一才《にじゅういっさい》の男子大学生《だんしだいがくせい》の心臓《しんぞう》を、心臓弁膜症《しんぞうべんまくしょう》という重《おも》い心臓病《しんぞうびょう》の十八才《じゅうはっさい》の青年《せいねん》に移植《いしょく》したのです。手術《しゅじゅつ》は成功《せいこう》したものの、移植《いしょく》を受《う》けた青年《せいねん》は、手術《しゅじゅつ》から八十三日後《はちじゅうさんにちご》に死亡《しぼう》しました。

日本《にほん》で初《はじ》めての心臓移植《しんぞういしょく》ということもあって、全国《ぜんこく》から注目《ちゅうもく》をあび、手術《しゅじゅつ》の成功《せいこう》は快挙《かいきょ》と報《ほう》道《どう》されましたが、移植《いしょく》を受《う》けた患者《かんじゃ》が死亡《しぼう》したことから、さまざまな批判《ひはん》や疑惑《ぎわく》がわき上《あ》がりました。

ドナーとなった大学生《だいがくせい》は本当《ほんとう》に脳死《のうし》だったのか、この大学生《だいがくせい》に対《たい》し適切《てきせつ》な治療《ちりょう》が施《ほどこ》されたのか、移植《いしょく》を受《う》けた青年《せいねん》は本当《ほんとう》に移植《いしょく》を必要《ひつよう》としていたのか。このような疑《うたが》いが次々《つぎつぎ》に浮《う》かび上《あ》がり、大《おお》きな社会問題《しゃかいもんだい》となりました。日本人《にほんじん》の多《おお》くはこの時《とき》、移植医療《いしょくいりょう》に対《たい》し不信感《ふしんかん》を抱《いだ》いてしまったと言《い》われています。

この出来事《できごと》は、日本《にほん》の移植医療《いしょくいりょう》に大《おお》きくブレーキをかけ、その後《ご》、三十年《さんじゅうねん》も臓器移植《ぞうきいしょく》の扉《とびら》が閉《と》じられることになってしまいました。

◎日本《にほん》の臓器移植法《ぞうきいしょくほう》と、その問題点《もんだいてん》

現在《げんざい》の臓器移植法《ぞうきいしょくほう》では、脳死《のうし》した人《ひと》から臓器《ぞうき》の提供《ていきょう》を受《う》けるとき、次《つぎ》のような条件《じょうけん》をすべて満《み》たす必要《ひつよう》があり、世界《せかい》で最《もっと》も厳《きび》しいと言《い》われています。

・脳死《のうし》した本人《ほんにん》が、「臓器提供意思表示《ぞうきていきょういしひょうじ》カード」（ドナーカード）などで提供《ていきょう》の意思《いし》を示《しめ》していること。

・家族《かぞく》が同意《どうい》していること。

・意思表示《いしひょうじ》ができるのは、十五才以上《じゅうごさいいじょう》とすること。

この条件《じょうけん》では、ドナーが生前《せいぜん》に臓器提供《ぞうきていきょう》をしたいと意思表示《いしひょうじ》をしていても、もし、遺族《いぞく》がそれを承諾《しょうだく》しなければ、臓器提供《ぞうきていきょう》は認《みと》められません。

また、十五才未満《じゅうごさいみまん》の子《こ》どもの臓器提供《ぞうきていきょう》の道《みち》が閉《と》ざされているので、移植《いしょく》を必要《ひつよう》とする子《こ》どもは、国内《こくない》では救《すく》えないことになります。

ちなみに、アメリカやヨーロッパなどでは、本人《ほんにん》の意思《いし》がわからない場合《ばあい》でも、家族《かぞく》が承諾《しょうだく》すれば、臓器《ぞうき》の提供《ていきょう》が認《みと》められています。そのため、子《こ》どもから子《こ》どもへの臓器提供《ぞうきていきょう》も可能《かのう》になるのです。

世界《せかい》のほとんどの国《くに》で「脳死《のうし》は人《ひと》の死《し》」とされ、脳死《のうし》の下《もと》での心臓《しんぞう》、肝臓《かんぞう》、肺《はい》、腎臓《じんぞう》などの移植《いしょく》が行《おこ》なわれていますが、日本《にほん》の臓器移植法《ぞうきいしょくほう》では、臓器《ぞうき》を提供《ていきょう》する意思《いし》がある場合《ばあい》に限《かぎ》って、「脳死《のうし》は人《ひと》の死《し》」としています。

日本《にほん》では普通《ふつう》、脳死状態《のうしじょうたい》になっても治療《ちりょう》が続《つづ》けられ、数日経《すうじつた》って心臓《しんぞう》が止《と》まった時《とき》が死亡時《しぼうじ》刻《こく》となります。けれども、患者《かんじゃ》がドナーカードを持《も》っていて、家族《かぞく》が同意《どうい》した場合《ばあい》は、脳死判《のうしはん》定《てい》をした時《とき》が死亡時刻《しぼうじこく》となるのです。

本人《ほんにん》の意思《いし》とは言《い》え、結果的《けっかてき》に死亡時刻《しぼうじこく》を早《はや》めてしまうことになるので、残《のこ》された家族《かぞく》に葛《かっ》藤《とう》がないとは言《い》い切《き》れません。この条件付《じょうけんづ》けが「脳死《のうし》」をめぐる混乱《こんらん》を招《まね》き、ドナーが増《ふ》えない一因《いちいん》ではないかと見《み》られています。

諸外国《しょがいこく》のように、医学的《いがくてき》な根拠《こんきょ》を元《もと》に、人間《にんげん》の死《し》がどの時点《じてん》にあるのかをはっきり示《しめ》すべきではないでしょうか。

ところで、現在《げんざい》の臓器移植法《ぞうきいしょくほう》は、一九九七年《ねん》の施行《しこう》から三年《さんねん》で見直《みなお》しが行《おこ》なわれるはずでしたが、九年《きゅうねん》経《た》ってもまだ行《おこ》なわれていません。しかし、法改正《ほうかいせい》を望《のぞ》む声《こえ》は年々《ねんねん》強《つよ》まり、「脳《のう》死《し》・臓器移植《ぞうきいしょく》」をめぐる状況《じょうきょう》は変《か》わろうとしています。

現在《げんざい》、国会《こっかい》で継続審議《けいぞくしんぎ》となっている臓器移植法《ぞうきいしょくほう》の改正案《かいせいあん》が二《ふた》つあります。

まず、臓器提供《ぞうきていきょう》を拒否《きょひ》する人《ひと》の意思《いし》が尊重《そんちょう》されるのは当然《とうぜん》としながらも、アメリカやヨーロッパのように、本人《ほんにん》の意思《いし》がわからない場合《ばあい》は、家族《かぞく》の同意《どうい》だけで提供《ていきょう》を認《みと》めようというものです。

この案《あん》に従《したが》えば、ドナーの確保《かくほ》にもつながり、子《こ》どもへの臓器提供《ぞうきていきょう》も可能《かのう》になります。ただ、家族《かぞく》の承諾《しょうだく》だけで臓器《ぞうき》を摘出《てきしゅつ》してもいいものかどうか、慎重《しんちょう》さを求《もと》める声《こえ》も根強《ねづよ》くあります。

もう一《ひと》つ、臓器提供《ぞうきていきょう》ができる年齢《ねんれい》を十五才《じゅうごさい》から十二才《じゅうにさい》に引《ひ》き下《さ》げようという改正案《かいせいあん》も出《だ》されています。これに対《たい》しては、十二才《じゅうにさい》の子《こ》どもに本人《ほんにん》の意思《いし》と呼《よ》べるものがあるのかどうか、親《おや》の意思《いし》に左右《さゆう》されるのではないかなどの意見《いけん》があります。

日本《にほん》に移植医療《いしょくいりょう》を定着《ていちゃく》させるには、今《いま》の臓器移植法《ぞうきいしょくほう》を見直《みなお》すことが不可欠《ふかけつ》ですが、このように、まだまだたくさんの課題《かだい》が残《のこ》されているのです。

日本《にほん》では、脳死《のうし》からの臓器摘出手術《ぞうきてきしゅつしゅじゅつ》ができる病院《びょういん》の医師《いし》や看護師《かんごし》などのうち、「脳死《のうし》は死《し》の妥当《だとう》な診断基準《しんだんきじゅん》」と考《かんが》えている人《ひと》は約《やく》39％にとどまり、欧州七ヵ国《おうしゅうななかこく》をまとめた統計《とうけい》の半分以下《はんぶんいか》であることがわかりました。

この調査《ちょうさ》は、大学病院《だいがくびょういん》など臓器摘出手術《ぞうきてきしゅつしゅじゅつ》ができる約三百《やくさんびゃく》の病院《びょういん》のうち、三十一《さんじゅういち》の病院《びょういん》を対象《たいしょう》に約七千五百人《やくななせんごひゃくにん》の回答《かいとう》をまとめ、厚生労働省《こうせいろうどうしょう》が二〇〇六年四月《ねんしがつ》に発表《はっぴょう》したものです。

医療《いりょう》に従事《じゅうじ》する専門家《せんもんか》たちでさえ、臓器移植《ぞうきいしょく》の前提《ぜんてい》となる「脳死《のうし》は人《ひと》の死《し》」について、このように捉《とら》えているのですから、一般《いっぱん》の人《ひと》たちに十分《じゅうぶん》に理解《りかい》されるのは難《むずか》しいと言《い》えましょう。

移植医療《いしょくいりょう》を推進《すいしん》させるには、まず、「脳死《のうし》」という状態《じょうたい》が何《なに》を指《さ》すのか、そして、「脳死《のうし》は人《ひと》の死《し》」であることについて、正《ただ》しい理解《りかい》の下《もと》に幅広《はばひろ》い合意《ごうい》が必要《ひつよう》となります。

臓器移植法案《ぞうきいしょくほうあん》の改正《かいせい》について、賛否《さんぴ》を論《ろん》ずることも必要《ひつよう》ですが、「脳死《のうし》は人《ひと》の死《し》」であることをはじめ、脳死移植《のうしいしょく》に関《かん》する基本的《きほんてき》な情報《じょうほう》を、一般《いっぱん》の人《ひと》に向《む》けてわかりやすく知《し》らせていくべきではないでしょうか。

そして、移植《いしょく》のあり方《かた》について、もっと国民的《こくみんてき》な関心《かんしん》の下《もと》に、論議《ろんぎ》が交《か》わされる必要《ひつよう》があるのではないかと思《おも》います。

◎「命《いのち》の贈《おく》り物《もの》」「命《いのち》のリレー」

「脳死《のうし》を人《ひと》の死《し》と認《みと》めますか」「あなたはドナーになりますか」と問《と》われたら、皆《みな》さんはどのように答《こた》えるでしょうか。「脳死《のうし》」に関《かか》わる問題《もんだい》は、「生《せい》と死《し》」「命《いのち》の尊《とうと》さ」の問題《もんだい》を私《わたし》たちに問《と》いかけてきます。

心臓《しんぞう》の鼓動《こどう》が止《と》まり、体《からだ》が冷《つめ》たくなるのを見《み》て、初《はじ》めて「死《し》」を受《う》け入《い》れられるのだという人《ひと》もいるでしょうし、遺体《いたい》を傷《きず》つけたくないという人《ひと》もいるでしょう。

脳死移植《のうしいしょく》は、死生観《しせいかん》の絡《から》む難《むずか》しい問題《もんだい》だけに、どのようにしたら多《おお》くの人《ひと》が納得《なっとく》できるのか、論議《ろんぎ》を深《ふか》めることが必要《ひつよう》です。

キリスト教信者《きょうしんじゃ》が多《おお》いアメリカやヨーロッパでは、体《からだ》は神様《かみさま》から与《あた》えられたものと考《かんが》え、魂《たましい》が肉体《にくたい》を離《はな》れたとき、残《のこ》った体《からだ》の一部《いちぶ》を、それを必要《ひつよう》とする人《ひと》にあげるのは、隣人愛《りんじんあい》とも人間《にんげん》愛《あい》ともみなされ、意義《いぎ》のあることとされています。

例《たと》えば、自分《じぶん》の子《こ》どもが脳死《のうし》に陥《おちい》ったとき、「自分《じぶん》の子《こ》どもはもう助《たす》からない。でも、ほかの子《こ》どもを助《たす》けることができるのなら、臓器《ぞうき》を提供《ていきょう》しよう。臓器《ぞうき》を必要《ひつよう》としている子《こ》どもに役《やく》立《だ》ててもらい、自分《じぶん》の子《こ》どもの分《ぶん》まで生《い》きてもらえたら」と考《かんが》えるのです。

アメリカやヨーロッパでは、困《こま》っている人《ひと》がいたら、手《て》を差《さ》し伸《の》べてあたりまえという考《かんが》えが浸透《しんとう》しています。「人《ひと》のために何《なに》かをしたい」「社会《しゃかい》のために役立《やくだ》ちたい」というような助《たす》け合《あ》いの精神《せいしん》、社会《しゃかい》との連帯感《れんたいかん》が根付《ねづ》いているのです。

ボランティア精神《せいしん》が豊《ゆた》かで、個人《こじん》でも団体《だんたい》でも、さまざまな奉仕活動《ほうしかつどう》を通《とお》して社会《しゃかい》に貢献《こうけん》しようとする人《ひと》が多《おお》いのは、このためです。

臓器《ぞうき》移植《いしょく》は、亡《な》くなった人《ひと》から臓器《ぞうき》をもらい、移植《いしょく》を受《う》けた人《ひと》が命《いのち》を救《すく》われることから、「命《いのち》の贈《おく》り物《もの》」とか「命《いのち》のリレー」と呼《よ》ばれています。

臓器《ぞうき》の提供《ていきょう》は、まさに、わたしたちができる最後《さいご》の贈《おく》り物《もの》。移植医療《いしょくいりょう》は、このように人間愛《にんげんあい》に根《ね》ざした善意《ぜんい》の下《もと》に成《な》り立《た》っていると言《い》えるでしょう。

日本《にほん》でも、臓器《ぞうき》移植《いしょく》や、海外《かいがい》に渡航《とこう》して移植《いしょく》を受《う》ける人《ひと》たちに対《たい》して、社会《しゃかい》の目《め》は温《あたた》かくなってきていますが、移植《いしょく》が必要《ひつよう》な人《ひと》たちをもっと社会全体《しゃかいぜんたい》で支《ささ》え、共《とも》に生《い》きる社会《しゃかい》をめざしていかなければならないように思《おも》います。

脳死《のうし》について、さらに臓器《ぞうき》移植《いしょく》について正《ただ》しく理解《りかい》し、自分《じぶん》たちにできることは何《なん》なのか、何《なに》をすべきなのか、大人《おとな》だけでなく次世代《じせだい》の子《こ》どもたちにも、真剣《しんけん》に考《かんが》えてほしいと願《ねが》っています。

おわりに

「募金《ぼきん》、お願《ねが》いしま〜す」

木枯《こが》らしが吹《ふ》く中《なか》、制服《せいふく》を着《き》た中学生《ちゅうがくせい》たちが、ほおを真《ま》っ赤《か》にしながら駅前《えきまえ》に並《なら》んでいます。手《て》作《づく》りの募金箱《ぼきんばこ》をかかえ、道行《みちゆ》く人《ひと》にチラシを配《くば》り、のぼりを手《て》にして大《おお》きな声《こえ》を張《は》り上《あ》げています。二〇〇五年《ねん》の秋《あき》、秋田市《あきたし》に里帰《さとがえ》りしたときに、何度《なんど》も目《め》にした光景《こうけい》です。アメリカで心臓移植《しんぞういしょく》を受《う》けることになった男子中学生《だんしちゅうがくせい》を支援《しえん》する募金活動《ぼきんかつどう》でした。

新聞《しんぶん》やテレビなどにも取《と》り上《あ》げられたため、秋田県内《あきたけんない》で大《おお》きな話題《わだい》となり、善意《ぜんい》の輪《わ》がどんどん広《ひろ》がっていました。

「日本《にほん》では臓器提供《ぞうきていきょう》が十五才以上《じゅうごさいいじょう》に限《かぎ》られているため、移植《いしょく》が必要《ひつよう》な子《こ》どもは海外《かいがい》に行《い》くしかない」

「アメリカでの心臓移植《しんぞういしょく》には六千万円《ろくせんまんえん》が必要《ひつよう》」「日本《にほん》では脳死《のうし》からのドナーを待《ま》っていても、一年《いちねん》に数人《すうにん》しかチャンスがない」――日本《にほん》の臓器移植《ぞうきいしょく》の取《と》り組《く》み方《かた》がアメリカやヨーロッパとは違《ちが》うことは知《し》っているつもりだったものの、マスコミの報道《ほうどう》からその現状《げんじょう》を知《し》り、愕然《がくぜん》としてしまいました。

そして、世界《せかい》に遅《おく》れをとっている原因《げんいん》は何《なん》なのだろう、日本《にほん》でも子《こ》どもが移植《いしょく》を受《う》けられるようにするにはどうしたらいいのだろうと、さまざまな疑問《ぎもん》がわき上《あ》がり、もっといろいろなことを知《し》りたいと思《おも》うようになりました。

臓器《ぞうき》移植《いしょく》を受《う》けるため渡航《とこう》せざるを得《え》なかった患者《かんじゃ》さんのことを調《しら》べているうち、和歌山県岩出《わかやまけんいわで》市《し》に住《す》む井辺美摘《いべみつみ》ちゃんのホームページにたどりつきました。

「みつみちゃんを救《すく》う会《かい》」のホームページでは、移植《いしょく》を終《お》えてドイツから帰国《きこく》してからも、ほぼ毎《まい》週《しゅう》、美摘《みつみ》ちゃんの元気《げんき》な様子《ようす》が写真《しゃしん》とともに紹介《しょうかい》されていました。

おばあちゃんの家《いえ》のラブラドール犬《けん》「ミルク」の横《よこ》でほほえんだり、カラオケを楽《たの》しんだりする姿《すがた》、ギョーザを作《つく》ったり、畑《はたけ》のジャガイモやスイカを収穫《しゅうかく》したりして喜《よろこ》ぶ姿《すがた》――どの写真《しゃしん》も笑顔《えがお》が輝《かがや》き、実《じつ》に生《い》き生《い》きしています。

ご両親《りょうしん》はじめ、周《まわ》りの方々《かたがた》に温《あたた》かく見守《みまも》られて、毎日《まいにち》を楽《たの》しくすごしている様子《ようす》が、手《て》に取《と》るように伝《つた》わってきました。

ここまでたどり着くには、美摘《みつみ》ちゃん自身《じしん》のがんばりはもちろんのこと、ご両親《りょうしん》の励《はげ》まし、たくさんの人《ひと》たちの支援《しえん》があったことが察《さっ》せられました。

美摘《みつみ》ちゃんの闘病《とうびょう》と心臓移植《しんぞういしょく》の実情《じつじょう》について一冊《いっさつ》にまとめて紹介《しょうかい》することで、たくさんの人《ひと》たちに臓器移植《ぞうきいしょく》の現実《げんじつ》を知《し》ってもらえないかと考《かんが》えました。

ドナーから授《さず》かった「尊《とうと》い命《いのち》」を通《とお》して、「生《い》きることを考《かんが》える」メッセージを発信《はっしん》できたらと思《おも》い、美摘《みつみ》ちゃんのご両親《りょうしん》に取材《しゅざい》させてほしいとお願《ねが》いしたところ、「喜《よろこ》んで」という返事《へんじ》をいただくことができました。

「渡航移植《とこういしょく》しなければならない子《こ》どもたちのために、少《すこ》しでも支《ささ》えになりたいと思《おも》っていました。たくさんの善意《ぜんい》をいただいたおかげで、美摘《みつみ》はドイツで手術《しゅじゅつ》を受《う》けることができ、ここまで元気《げんき》になりました。そのお礼《れい》の意味《いみ》でも、移植《いしょく》を経験《けいけん》した側《がわ》として、声《こえ》を発信《はっしん》すべきではないかと思《おも》っています」

「わたしたちのことを知《し》ってもらい、同《おな》じ病気《びょうき》の人《ひと》に希望《きぼう》を持《も》ってもらえるなら、ぜひ、協力《きょうりょく》させてほしい。それが、日本《にほん》の医療《いりょう》を、日本人《にほんじん》の意識《いしき》を変《か》えることにつながるのであれば、これほどうれしいことはありません」

美摘《みつみ》ちゃんのご両親《りょうしん》は、このように心《こころ》の内《うち》を教《おし》えてくださいました。それと同時《どうじ》に、これから成《せい》長《ちょう》し思春期《ししゅんき》を迎《むか》える美摘《みつみ》ちゃんにとって、心臓移植《しんぞういしょく》をしたことを出版《しゅっぱん》という形《かたち》で公《おおやけ》にすることが、どのような影響《えいきょう》を与《あた》えることになるのか、ためらう気持《きも》ちがないでもないと心境《しんきょう》を明《あ》かしてくださいました。

けれども、美摘《みつみ》ちゃんの元気《げんき》な姿《すがた》を紹介《しょうかい》することで、「なぜドイツに行《い》かなければならなかったのか」「日本《にほん》ではなぜ移植《いしょく》ができないのか」を、知《し》ってもらうきっかけになるのならと、最終的《さいしゅうてき》にはこの本《ほん》の出版《しゅっぱん》にご賛同《さんどう》くださいました。

また、移植《いしょく》を受《う》けた子《こ》どもの声《こえ》を届《とど》けることで、同《おな》じ病気《びょうき》の子《こ》どもを励《はげ》ますことにつながるのであれば、それは、美摘《みつみ》ちゃん自身《じしん》のためにもなるのではないかと、決心《けっしん》してくださったのです。

この本《ほん》の出版《しゅっぱん》をご理解《りかい》くださり、美摘《みつみ》ちゃんの闘病《とうびょう》から心臓移植《しんぞういしょく》まで、つらい日々《ひび》を思《おも》い出《だ》して、その折々《おりおり》のお気持《きも》ちをお話《はな》しくださったご両親《りょうしん》の井辺吉則《いべよしのり》さん・文子《ふみこ》さんご夫妻《ふさい》には、心《こころ》より感謝《かんしゃ》を申《もう》し上《あ》げます。

また、「みつみちゃんを救《すく》う会《かい》」のホームページを担当《たんとう》されている、美摘《みつみ》ちゃんのおじさまに当《あ》たる小村健司《こむらけんじ》さんには、取材《しゅざい》の調整《ちょうせい》から写真《しゃしん》の手配《てはい》まで、いろいろお世話《せわ》になりました。改《あらた》めてお礼《れい》を申《もう》し上《あ》げたいと思《おも》います。どうもありがとうございました。

最後《さいご》に、取材当日《しゅざいとうじつ》、お父《とう》さんと岩出駅《いわでえき》まで出迎《でむか》えてくれた美摘《みつみ》ちゃん、どうもありがとう。またお会《あ》いしましょうね。

さわやかな笑顔《えがお》の美摘《みつみ》ちゃんが、このまま健《すこ》やかに成長《せいちょう》していってくれることを、はるかオーストラリアの南十字星《みなみじゅうじせい》の下《もと》で祈《いの》っています。

二〇〇六年十月《ねんじゅうがつ》　キャンベラにて　池田《いけだ》まき子《こ》

●作者紹介　池田 まき子（いけだ　まきこ）

1958年秋田県生まれ。雑誌の編集者を経て、1988年留学のためオーストラリアへ渡って以来、首都キャンベラ市に在住。フリーライター。

著書に「出動！災害救助犬トマト」「３日の命を救われた犬ウルフ」「車いすの犬チャンプ」（当社刊）、「生きるんだ！ラッキー・山火事で生きのこったコアラの物語」（学習研究社）、「アボリジニのむかしばなし」（新読書社）、「花火師の仕事」（無明舍出版）、訳書に「すすにまみれた思い出・家族の絆をもとめて」（金の星社／産経児童出版文化賞受賞）などがある。

＜写真提供＞
井辺吉則さん・文子さん
小村健司さん

「みつみちゃんを救う会」ホームページ
http://www15.plala.or.jp/mitsumi/

心臓《しんぞう》を移植《いしょく》した少女《しょうじょ》の物語《ものがたり》
いのちの鼓動《こどう》が聞《き》こえる

平成18年11月28日　第1刷発行

ISBN4-89295-550-7 C8093

発行者　日高裕明
発行所　ハート出版

〒171-0014
東京都豊島区池袋3-9-23
TEL・03-3590-6077　FAX・03-3590-6078
ハート出版ホームページ http://www.810.co.jp/

印刷　中央精版印刷

★乱丁、落丁はお取りかえします。その他お気づきの点がございましたら、お知らせください。
編集担当／西山